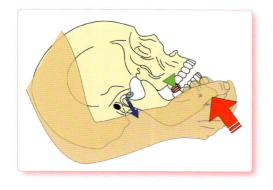
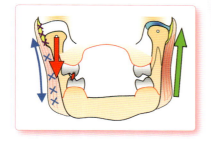
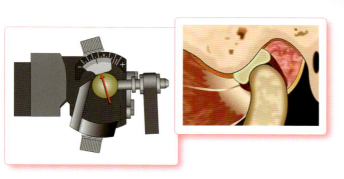
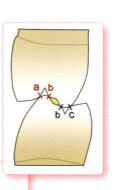
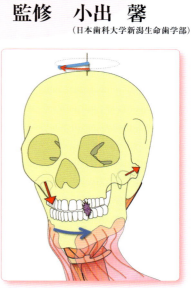
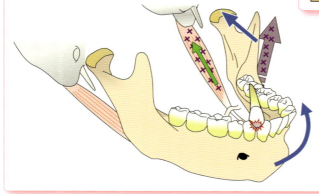
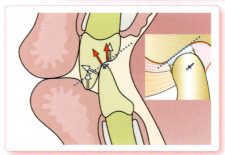

新版 小出 馨の臨床が楽しくなる咬合治療

監修 小出 馨
（日本歯科大学新潟生命歯学部）

デンタルダイヤモンド社

監修のことば

　"人生100年時代"を迎え、いよいよ咬合が注目されています。歯科だけが行える咬合治療は、咀嚼、嚥下、呼吸、発語、感覚、審美、姿勢維持、身体運動など、顎口腔系のさまざまな機能を維持しています。また、フレイルやサルコペニア、ロコモティブシンドロームの予防、前頭前野や海馬をはじめとする脳機能の活性化による認知症予防効果、さらに生きることへの意欲の回復、精神・心理状態の改善にまで影響を及ぼしているのです。

　このように咬合は、日々の生活の質を大きく左右し、健康寿命や人生の満足度の観点からも極めて重要な役割を果たしています。この咬合治療を担当する私たち歯科医療者は、その果たす役割の大きさを十分に認識しておく必要があります。実際の咬合治療にあたっては、経年変化に対応して顎関節と筋の診断を的確に行い、顎口腔系の調和を維持できるよう治療内容の更なる高度化が強く求められています。そこでは、私たちが患者さんお一人お一人を、そして国民を支えるという大きな生きがいを実感できます。

　2010年に多くの若手歯科医師の方々から「咬合と顎関節の診断と治療の基準をわかりやすく示してほしい」との要望が寄せられ、2012年から2013年にかけて「顎関節と咬合に強くなろう―毎日の臨床が楽しくなる」というテーマで、月刊デンタルダイヤモンドに1年間12回の連載をさせていただきました。その連載の最中に愛読者の方々から、この連載をまとめて書籍にしてほしいとのご要望が寄せられ、翌2014年に詳しく加筆して1冊の書籍に統合いたしました。

　さらに、2019年には項目を増やして全面改訂した新版を発刊し、間もなく2021年には新たな研究で得られた知見と索引を追加した第2刷を出版させていただきました。これを、韓国と中国の歯科医師の方々と出版社からの要望により、それぞれ韓国語翻訳版と中国語翻訳版が刊行され、これらも繰り返し増刷となって広くご愛読いただいています。

　そしてこの度、デンタルダイヤモンド社の安齋清幸氏のご尽力のお陰で、臨床に即した最新の内容を加え、索引も充実させた改定第2版を上梓していただいたことは、感謝に耐えません。

　一般には、「咬合と顎関節はわかりにくい」というイメージが現在もなお強くありますが、私たち歯科医師、歯科技工士、歯科衛生士が日々の臨床でおさえておくべき重要事項を、今回の改訂でもなるべく臨床に即して具体的に、更にわかりやすくお伝えできるように心がけました。皆様方の明日からの臨床に生かしていただきたいと願っています。

2025年3月

小出　馨

【新版】小出 馨 の臨床が楽しくなる咬合治療
Contents

003 ▶ 監修のことば

chapter 咬合の役割
006 ▶ 01 咬合の果たす役割と影響の大きさを知ろう

chapter 筋の触診
014 ▶ 02 筋の評価は触診でこうやる
20秒でできる的確な筋触診法を修得しよう

chapter 顎関節の触診
024 ▶ 03 顎関節は触診でこう診断する
チェアーサイドで行う病態ごとの簡便な臨床診断のポイント

chapter 顎関節の診断
036 ▶ 04 顎関節の的確な診断に不可欠な重要事項
顎関節のさまざまな病態と顆頭運動経路の特徴を理解する

chapter 咬合採得
046 ▶ 05 咬合採得で迷っていませんか
下顎安静位の安定性と中心位への適正な誘導

chapter CrBr の咬合①
056 ▶ 06 クラウン・ブリッジ（有歯顎）の咬合ポイント①
咬頭嵌合位（中心咬合位）の接触関係はこれが有利　その違いと効果を熟知して臨床に生かす！

chapter CrBr の咬合②
068 ▶ 07 クラウン・ブリッジ（有歯顎）の咬合ポイント②
アンテリアガイダンスのこれが的確な構成基準

chapter CrBr の咬合③
076 ▶ 08 クラウン・ブリッジ（有歯顎）の咬合ポイント③
側方運動時に生じる臼歯接触への対応はこれが決め手　咬合調整を行うべきか否かの診断基準もここにある

chapter 有床義歯の咬合
086 ▶ 09 有床義歯の咬合はどうしていますか
機能を高める簡便で的確な咬合構成法

chapter インプラントの咬合
096 ▶ 10 インプラント症例の安全な設定と咬合構成とは
的確な診断用ステントとサージカルガイド、そしてロードコントロールを

chapter 1 分間の Magic
108 ▶ 11 フェイスボウトランスファーが咬合へ及ぼす絶大な効果を知る

chapter 咬合器を知る
118 ▶ 12 咬合器のここがわかれば使いこなせる
安全な側方ガイドと作業側側方顆路角調節機構の必要性

chapter 顎関節症の治療①
130 ▶ 13 病態ごとの効果的なマニピュレーションとは
関節円板の前方転位と後方転位には、それぞれこう対応する

chapter 顎関節症の治療②
146 ▶ 14 奏功するスプリントはここがポイント
ディコンプレッションとディプログラミングが決め手

chapter スポーツマウスガードの咬合
160 ▶ 15 有効性の高いスポーツマウスガードの製作
国民がスポーツを生涯にわたって安全に行っていくために

chapter 体位や頭位と咬合
166 ▶ 16 体位や頭位が下顎位や咬合に及ぼす影響
さまざまな因子が下顎位に及ぼす影響を具体的に知り、臨床に活かす

chapter 舌のトレーニング
172 ▶ 17 "舌のトレーニング（舌トレ）"の効果
人生100年時代の健康寿命の延伸には"舌トレ"が有効

chapter 唾液の効能
182 ▶ 18 唾液の役割とアンチエイジング

カバー・中面デザイン：金子俊樹

監修者・著者の所属

小出 馨　　日本歯科大学新潟生命歯学部 歯科補綴学第1講座

（以下、五十音掲載順）

秋山公男	千葉県・(有) 歯成会
浅沼直樹	日本歯科大学新潟生命歯学部 歯科補綴学第1講座
浅野栄一朗	東京都・四谷見附矯正歯科／福島県・伊達デンタルクリニック
荒川いつか	日本歯科大学新潟病院 総合診療科
内田剛也	神奈川県・内田歯科医院／鶴見大学歯学部
海老原寛子	福島県・伊達デンタルクリニック
小野兼義	新潟県・小野歯科クリニック
小野寺保夫	東京都・日本臨床歯科研究所／クルツァージャパン株式会社
大林勢津子	岩手県・茶畑歯科医院
小山浩一郎	長崎県・おやま歯科中通り診療所
片山直人	新潟県・片山歯科医院
上林 健	神奈川県・ナチュラルセラミック
神田 亨	長崎県・かんだ歯科
木村義明	北海道・エステティック・アートデンタル
小出勝典	茨城県・いいじま矯正歯科
小出勝義	新潟県・小出歯科クリニック／日本歯科大学新潟病院
小出晴子	高知県・嶋本歯科医院
小出 耀	新潟大学大学院 医歯学総合研究科
小出真理子	新潟県・日本臨床歯科研究会
小出未来	新潟県・小出歯科クリニック／日本歯科大学新潟生命歯学部 歯科理工学講座
小北一成	大阪府・小北歯科
兒玉敏郎	宮崎県・こだま歯科医院
近藤敦子	日本歯科大学新潟病院 総合診療科
﨑田竜仁	東京都・CARES ソリューションセンター／鹿児島県・鹿児島ミリングセンター
佐藤利英	日本歯科大学新潟生命歯学部 医の博物館
白石大典	神奈川県・湘南セラミック
高橋 睦	日本歯科大学新潟生命歯学部 口腔生理学講座
田中希代子	兵庫県・たなか歯科医院
千葉夏未	宮城県・旭ヶ丘歯科クリニック
西川義昌	鹿児島県・すみよし歯科
八子誠一郎	新潟県・八子歯科医院
早川順満	神奈川県・青葉台歯科診療所
福田博規	東京都・クルツァージャパン株式会社
星 久雄	新潟県・星デンタルラボラトリー
松尾 寛	大阪府・エムズトライデント
松島正和	東京都・神田歯科医院
松本 徹	群馬県・阪東歯科クリニック
三浦康伸	大阪府・三浦歯科医院
水橋 史	日本歯科大学新潟生命歯学部 歯科補綴学第1講座
宮本績輔	神奈川県・宮本歯科医／神奈川歯科大学
森野 隆	静岡県・モリノ歯科技工所
山口芳正	東京都・フェスタデンタルテクノロジー
吉澤和之	東京都・オーリアラ
渡辺正宣	宮城県・旭ヶ丘歯科クリニック

01 咀合の役割

咬合の果たす役割と
影響の大きさを知ろう

chapter01
咬合の役割

chapter02
筋の触診

chapter03
顎関節の触診

chapter04
顎関節の診断

chapter05
咬合採得

chapter06
CrBrの咬合①

chapter07
CrBrの咬合②

chapter08
CrBrの咬合③

chapter09
有床義歯の咬合

chapter10
インプラントの咬合

chapter11
1分間のMagic

chapter12
咬合器を知る

chapter13
顎関節症の治療①

chapter14
顎関節症の治療②

chapter15
スポーツマウスガードの咬合

chapter16
体位や頭位と咬合

chapter17
舌のトレーニング

chapter18
唾液の効能

　顎口腔系の構成要素のなかでも、特に咬合は咀嚼をはじめとする諸機能の場であり、筋や顎関節への影響はもちろんのこと、全身への影響、更には脳へも顕著な影響を及ぼす極めて重要な要素です。つまり、歯科に特化した咬合治療と咬合管理が、いかに国民の日々の生活の質を左右し、心身の健康に、更には人生の満足度にまで影響を及ぼすかを、まず私たち歯科医療従事者が十分認識することが大切です。

　歯科だけが国民に対して果たせる役割の大きさを、歯科医師をはじめ歯科衛生士、歯科技工士が自覚して、おおいに楽しく学んで、誇りをもって患者さんの前に立ち、日々の臨床に臨みたいと思います。

脳への影響

　2012年の9月、アメリカの神経科学専門誌『Neuro Molecular Medicine』に掲載された岡山大学・森田グループの江國先生のラットを用いた研究論文[1]に私たちの目は釘付けになりました。咬合の不調和は、アルツハイマー病の原因となるアミロイドβを脳内に正常値の3倍にまで大量に増加させ、更に咬合を改善することにより脳内のアミロイドβを正常値まで減少させることを動物実験で明らかにした研究です。これは咬合の改善が、40歳ごろからでも発症するアルツハイマー病の有効な予防と治療法になる可能性を示唆しており、咬合治療の意義と歯科の重要性を示す画期的なものだと考えられます。

　世界一の長寿国となった我が国は、更に超高齢化が進み、2014年現在既に約4人に1人が65歳以上の高齢者で、激増する認知症への対応が急務の重大な問題になっています。その認知症患者のなんと67.4%がアルツハイマー型認知症であり、その割合は近年急速に増え続けています。

　以前から、高齢者の義歯の咬合をきちんと治したり、新義歯を装着すると、「急にすごく頭がはっきりして、認知症が進行しなくなったようだ」とご家族や介護にあたっている方がびっくりして知らせてくれることは、多くの歯科医師がしばしば経験していることです。この江國論文は、歯科だけができる咬合改善治療とホームドクターとしての咬合管理の重要性、そして歯科が果たす役割の大きさを明示しています。

　また、近年ファンクショナル MRI による脳機能の研究が広く行われています。図❶は九州歯科大学の鱒見グループ[2]による画像です。スプリントを用いた咬合治療前後の大

図❶　スプリントを用いた咬合治療前（左）と比較して、治療後（右）には、大脳皮質前頭前野の著明な活性化が認められる（参考文献[2]より引用）

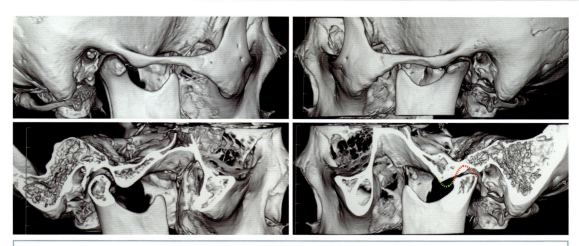

図❷　30年前から左側顎関節の鈍痛と頭痛、首の痛みに苦しんできた患者さんのCT三次元構築画像

脳皮質前頭前野の活動を示しており、咬合の改善が脳機能の活性化に有効なことをこの結果が明示しています。この大脳皮質前頭前野のワーキングメモリーは、記憶、計画、意欲にかかわるので、この研究結果も高齢者に限らずいずれの年齢層においても、咬合治療と日ごろの咬合管理がいかに大切かを示しています。

このように、咬合が脳へ顕著な影響を及ぼしていることが各方面の研究により明確に示されるようになったことで、歯科の役割の重大さと歯科医療人としてのやりがいの大きさを強く感じます。

筋と顎関節への影響

行った歯科治療が、患者固有の顎口腔機能と調和していなければ、治療目的を十分に達成できないばかりでなく、その治療によって顎関節症などの顎口腔系機能障害を惹起させる恐れがあることを、私たち歯科医師は十分に認識して、責任の重さを自覚していなければなりません。

左右の顎関節は下顎骨を介して繋がっており、一対をなす複関節として下顎を誘導しています。そのため、咀嚼のような極めて複雑で、しかも精巧な下顎運動を巧みに制御することができるのです。そして、この複関節であることが顎関節、筋、咬合の三次元的な調和を不可欠なものにし、咬合が下顎頭位を規

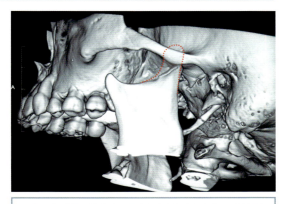

図❸　歯列矯正治療を2回やり直した患者さんのCT三次元構築画像

制するため、わずかな咬合の不調和でも顎関節と筋に大きなメカニカルストレスを加えることになります。

図❷は、30年前にフルマウスの咬合再構成治療を受けた50歳の患者さんの顎関節CT三次元構築画像です。主治医にまったく問題はないと言われ続けてきた左側顎関節に関して、セカンドオピニオンを求めて遠路来院されました。30年前の治療直後からこれまで、左側顎関節の鈍痛と頭痛、首の痛みに苦しんできたとのことで、下顎頭と関節結節の著明な吸収を示すこの画像を見て、「長年思っていたとおりだったので納得できました。何だか気持ちがすっきりして、治療をしてくれていまもお世話になっている先生を恨んだりもしていません。とても晴れ晴れとした心もちです」と言って笑顔で帰って行かれました。

図❸は、小学校6年生で歯列矯正を開始し、

咬合の役割

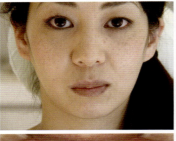
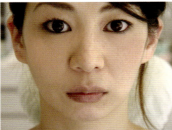
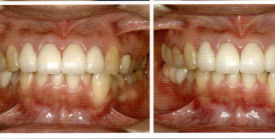

図❹ 咬合由来で下顎が左側へ偏位していた患者さんの術前（左）と術後（右）の状態

表❶	咬合不調和が顔に及ぼす影響
1	オトガイの左側偏位
2	頭位の左側傾斜
3	顔の輪郭の非対称
4	下顎角部の張りの左右差
5	人中の歪み
6	口唇の非対称
7	口角の高さの非対称
8	微笑時の口角の上がり方の左右差
9	目の大きさの左右差
10	目尻と口角の距離の左右差
11	鼻唇溝（ほうれい線）の深さの左右差
12	鼻唇溝（ほうれい線）の角度の左右差
13	鼻翼の非対称
14	前頸部のたるみ

矯正治療を2回やり直しましたが、21歳の現在も前歯部のオープンバイトが改善することなく再度著明となり、矯正治療を継続している患者さんのCT三次元構築画像です。やはり顎関節に関するセカンドオピニオンを求めて、遠路お父様と来院されました。両側下顎頭がほとんど消失した状態にあり、お父様もこの所見に愕然としていらっしゃいました。

近年では、顎関節円板の動態を的確に診断できるMRI、そしてここに示した三次元CTが広く普及しており、インプラント治療のために一般の歯科医院にも普及しつつあるコーンビームCTでもほぼ同様に顎関節の診断ができます。

このように、診断しにくかった顎関節の状態が、これらの検査機器が開発されて、ビジュアルに誰もが容易に把握できるようになったことは、ありがたいことです。必要に応じて検査センターへ依頼するなど、適宜臨床で診断に活かせます。

顔貌や全身への影響

図❹左は、左側顎関節に相反性クリックを認め、左側の復位性顎関節円板前方転位と診断された患者さんの術前です。咬合由来で下顎が左側へ偏位し、表❶に示すような顔貌への影響が認められました。図❹右は、顎関節症に対するスプリント治療を行い、下顎位を修正した後の状態で、表❶で示した治療前の問題点は改善されています。

咬合に関連する主な筋肉を図❺に、この患者さんのスプリントによる下顎位修正前後の姿勢の変化を図❻、表❷に示します。術前は、左側後方臼歯部の咬合低位により下顎が左側へ偏位しています。この咬合低位は、左側後方臼歯部でも咬合接触するように、左側顎二腹筋をはじめとする前頸筋と、左側咬筋をはじめとする咀嚼筋（図❺）の緊張、更に左側の表情筋の緊張を生じさせ、顔貌は非対称となり、頭位も左側へ傾斜します（図❼❽）。この時点で、表❶に示した顔貌への影響が生じます。

次いで、前後的に頭位の角度を維持するため、左側の頭板状筋、頭半棘筋、肩甲挙筋（図❺）をはじめとする後頭部の筋が緊張して、更に左側へ頭位が傾斜するとともに、筋・筋膜由来の緊張型頭痛が生じることもあります。ここで頭位を左側へ側方傾斜するだけでなく、わずかに旋回すると首が楽なので、左側の胸鎖乳突筋も緊張します（図❾）。首が

図❺　表情筋と咬筋、顎二腹筋、頭半棘筋、頭板状筋、肩甲挙筋、僧帽筋、胸鎖乳突筋

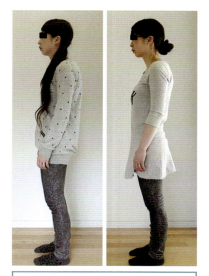

図❻　下顎位修正前後の姿勢の変化。術前（左）と術後（右）

表❷　左奥歯が低いために顔と身体が歪んだメカニズム（図❼〜⓮）

1 左奥歯が低い
↓
2 左へオトガイが偏位
　①咬筋（左側）→低い左奥歯が当たるまで嚙む
　②顎二腹筋（左側）→低い左奥歯が当たりやすくするため顎を左後へ引く
↓
3 左側表情筋の緊張により顔が歪む
　①大頬骨筋、②小頬骨筋、③笑筋、④頬筋、⑤口角挙筋、⑥上唇挙筋、⑦上唇鼻翼挙筋
↓
4 左側頸部の筋の緊張により頭が傾斜、捻転
　①頭板状筋、②頭半棘筋、③肩甲挙筋、④胸鎖乳突筋
↓
5 右肩を上げる
　僧帽筋（右側）
↓
6 右側の背中の筋肉で身体を支え、背骨は右へ側彎
　①広背筋、②胸腸肋筋、③腰腸肋筋、④胸最長筋
↓
7 腰を左前へ押し出して身体のバランスをとるため、腰痛も生じやすい
↓
8 左脚に体重が常時かかるため、左脚が短くなり足は内股になる

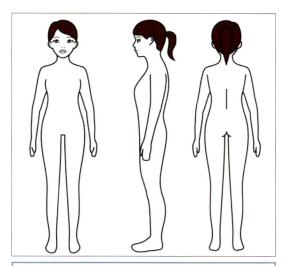

図❼　歪みのない顔貌と全身の状態。咬合不調和が全身の歪みを生じさせる

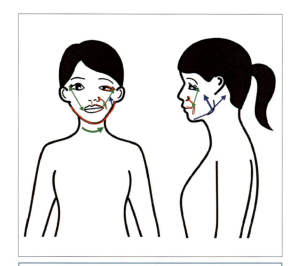

図❽　左側後方臼歯部の咬合低位により下顎が左側へ偏位

咬合の役割

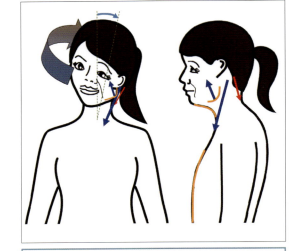

図❾　顔貌は非対称となり、頭位も左側へ傾斜。左側の頭板状筋、頭半棘筋、肩甲挙筋、更に胸鎖乳突筋も緊張

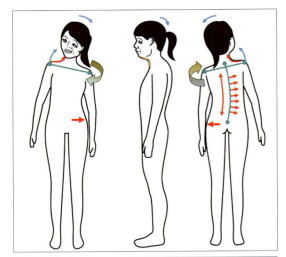

図❿　右側の僧帽筋と肩甲挙筋が引き伸ばされるので、これらの筋が緊張して右肩を挙上。脊柱は右へ側彎

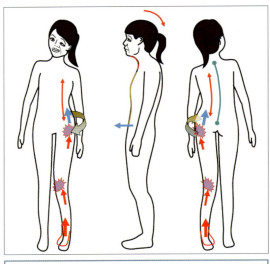

図⓫　左側の腸骨（腰骨）を左側前方へ押し出してバランスを保つ。体重はいつも左脚にかけるので、内股になって脚の長さも短くなる

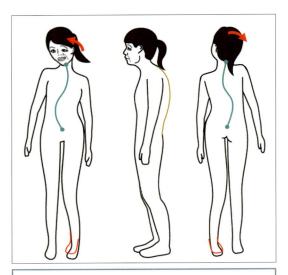

図⓬　脊柱側彎が更に進むと、バランスを保つために頭位は逆方向の右へ傾斜し、原因であった咬合を改善しただけでは身体の歪みは容易に治らない

　左へ傾くことにより、右側の僧帽筋と肩甲挙筋が引き伸ばされるので、これらの筋が緊張して右肩を引き上げます（図❿）。この姿勢を楽に維持するために、左肩をわずかに前に出すように体幹も旋回させ、更に右肩を高く引き上げますが、身体のバランスを保つために左側の腸骨（腰骨）を左側前方へ押し出すようにくねらせて、体幹を更に旋回させます（図⓫）。

　この姿勢が図❻の術前の状態です。体幹部は左側へ傾斜して脊柱は右側へ側彎し、腰椎をはじめ頸椎、胸椎、そして椎間板に過大な負荷がかかります。このとき、右側の広背筋と左側の胸腸肋筋等の脊柱起立筋が緊張して脊柱を右へ彎曲させます。この彎曲した状態では、体が左側へ倒れるので、立っていられるように腰を左前方へ突き出して姿勢を保つようになります。次第に右側背部の肋骨が後方へ突出して、右側の広背筋が発達するのに比べて左側はやせ細ってきます。更に、体重はいつも腸骨が上方へ牽引されて短くなった左脚にかかることになりますので、内股に

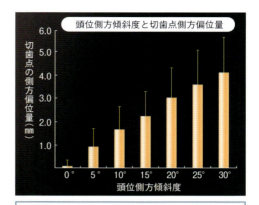

図⓭ 頭位側方傾斜に伴う下顎の偏位量をWin-jawシステムで測定

図⓮ 頭位側方傾斜5°で平均約1.0mm、10°で平均約1.8mm切歯点は傾斜側へ偏位する

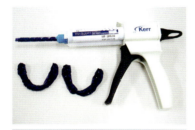

図⓯ Bite Eye BE-1でスプリントにより下顎位修正前後の咬合接触関係を記録

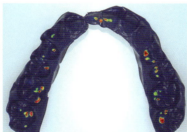

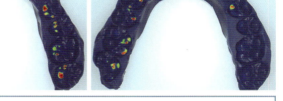

図⓰ スプリントによる下顎位修正前（左）と修正後（右）の咬合接触関係。修正前は右側臼歯部が咬合低位だったため、修正後には同部の咬合接触が認められなくなった

なって左側の足首と膝、そして股関節に負荷がかかり、左脚の長さは更に短くなってきます（図⓫）。

この状態が軽度でしかも短期間であれば、原因である咬合の不調和を改善することにより、このような姿勢をとる必要がなくなり、バランスよく歩くなどの普段の生活のなかで本来の姿勢に戻ります。

しかし、この状態が長期にわたって継続すると筋肉や骨格自体が変形してしまい、左側への傾斜が徐々に進行して、腰を左前へひねるだけでは体のバランスを保てなくなってきます。この段階では頭位を咬合の低い左側ではなく、逆の右側へ傾斜させて体を支えざるを得なくなっていきます。この段階まで進行すると、最初の原因であった咬合の不調和を改善しただけでは、身体の歪みは容易に治らなくなってしまいます（図⓬）。

このように頭位と下顎位や咬合との関係は密接で、健常有歯顎者においても図⓭⓮に示すように、下顎切歯点は頭位側方傾斜がわず

か5°で平均約1.0mm、10°で平均約1.8mm傾斜側へ偏位します。

図⓯⓰は、アスリートの著しい咬耗によって右側へ偏位していた下顎位が、スプリント治療で改善したケースです。スプリントによる下顎位修正前（左）と修正後（右）の咬合接触関係を示しており、修正前は右側臼歯部が咬合低位だったため、修正後には同部の咬合接触が認められなくなっています。この偏位が修正された下顎位で咬合再構成することで、身体の歪みがとれて良好な身体バランスが維持できるようになり、身体運動能力も本来のベストな状態へと回復します。

筆者らが独自に開発した「身体姿勢動態・足圧・重心動揺測定ならびに解析システム」を図⓱に示します。頭位や体幹姿勢と同時に足圧と重心動揺の経時的評価、ならびに足踏みなどによる影響の解析が可能です。補綴や歯科矯正による咬合治療や顎関節症の術前・術後に測定し、治療の評価を行うのに有効です。また、スポーツマウスガードの効果を客

身体姿勢動態・足圧・重心動揺の測定ならびに解析システムの構築

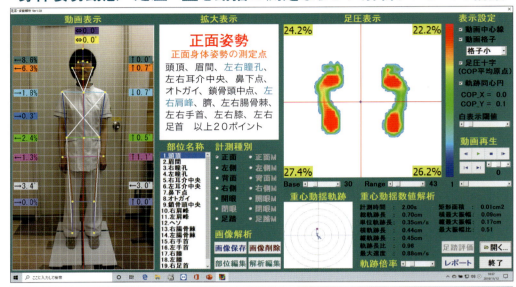

図⓱　独自に開発した「身体姿勢動態・足圧・重心動揺測定ならびに解析システム」

下顎を5mm側方へ偏位

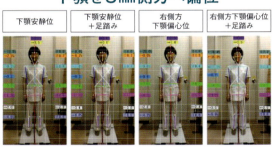

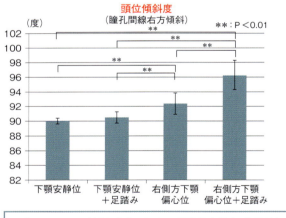

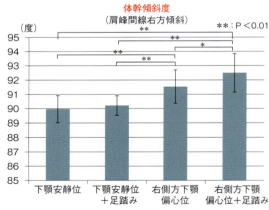

図⓲　下顎の5mm側方偏心位における正面身体姿勢（頭位傾斜度と体幹傾斜度）の測定結果

観的に評価できる点も極めて有益だと言えます。

図⓲は、下顎の5mm側方偏心位における正面身体姿勢（頭位傾斜度と体幹傾斜度）を測定した結果の1例で、側方偏心位をとった方向へ傾斜する傾向を示しています。

図⓳は、左右の足圧バランスの結果で、下顎側方偏心位をとったほうの足圧が増大し、重心動揺度も下顎側方偏心位で増大しています。また、これらのいずれの条件でも足踏み後には、その傾向が顕著になっています。

このように下顎位の偏位は、頭位傾斜度や

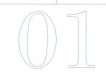

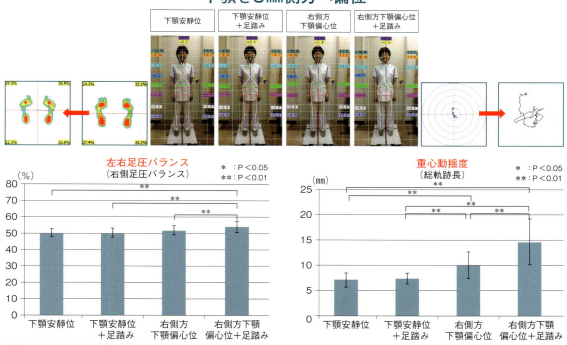

図⓳ 下顎の5mm側方偏心位における左右足圧バランスと重心動揺度

体幹の身体姿勢に影響を及ぼし、さらに身体バランスもくずし、重心動揺度までも増大させて転倒のリスクを高めることになります。また、アスリートにとっては、本来のパフォーマンスを発揮することができないばかりか、外傷に繋がる可能性があり、十分に注意する必要があります。

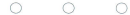

冒頭でも述べましたように、咬合は、咀嚼をはじめとするさまざまな機能の場であるとともに、筋や顎関節への影響、全身への影響、更には脳へも顕著な影響を及ぼす極めて重要な要素です。

歯科だけができる咬合治療と咬合管理は、国民の日々の生活の質を左右し、心身の健康や人生の満足度にまで影響を及ぼします。このことを、まず私たち歯科医療従事者が十分認識し、おおいに楽しく学んで、誇りをもって日々の診療に臨みましょう。

【参考文献】
1) Ekuni D, Tomofuji T, Irie K, Azuma T, Endo Y, Kasuyama K, Morita M: Occlusal disharmony increases amyloid-β in the rat hippocampus. Neuromolecular Med, 13: 197-203, 2011.
2) 槙原絵理, 鱒見進一, 田中達朗, 森本泰宏, 吉野賢一, 有田正博, 八木まゆみ：スプリント装着の有無がクレンチング時の脳活動に及ぼす影響. 日顎誌, 20(1): 6-10, 2008.
3) 中島 優, 小出 馨, 浅沼直樹, 佐藤利英, 西川正幸, 荒川いつか, 小出勝義：頭位の側方傾斜が顆頭位および切歯点の位置に及ぼす影響. 日顎誌, 23(第24回大会特別号): 86, 2011.
4) 小出 馨：下顎位を再考する～全身的な要件を踏まえて～下顎位と全身との関わりを科学する. 日本顎咬合学会誌, Vol.34, 2014.
5) 小出 馨：頭位が下顎位に及ぼす影響. 要説 スポーツ歯科医学, 医学情報社, 東京, 2015.

○ 臨床が楽しくなるポイント

"歯科だけが行える咬合治療"
咬合は、顎口腔系の健康、全身の健康、心の健康を左右します。そして、患者さんの人生と密接にかかわります。大きなやりがいと生きがいをもつことができて、ありがたいことなのです。

小出 馨　浅野栄一朗　小出勝義
小出 耀　千葉夏未　渡會侑子

chapter 02 筋の触診

筋の評価は触診でこうやる
20秒でできる的確な筋触診法を修得しよう

　歯科の専門領域は顎口腔系であり、その構成要素である顎関節と筋に対する機能診査は、治療に先立つ病態診断はもちろんのこと、治療の評価や予後の評価にあたっても必要不可欠です。そして、日常臨床で初診時のスクリーニングとして行う顎関節と筋の触診は、特殊な検査機器も必要なく、しかも重要なデータを20秒程度の短時間で手際よく収集できる機能診査として、臨床上とても有効です。
　本章では、初診時のスクリーニングに有効な筋触診法を、誰もが短時間の訓練で的確に施行できるようになるための8項目と、実際の効果的な筋触診のポイントを示します。この触診法は20秒程度の短時間で行え、しかも短期間で習得できますので、ぜひとも実践してください。更に、顎口腔系の診断に不可欠な Engram についての解説を加えます。

■ 圧痛は何で起こるのか？（図❶）

　咬合に問題があり、顎関節と調和していない状態になると筋に過緊張が生じ、圧痛が発現します。つまり、①早期接触や臼歯部の咬合低位、②平衡側や作業側の咬頭干渉、③側方ガイドにおける後方へのブレーシングイコライザーの欠如が圧痛の主な要因で、これらにより、筋に過緊張が生じたり顎関節に負荷がかかり、触診で圧痛が認められるようになります。したがって、触診による圧痛の発現が臨床で有効な咬合不調和の指標となります。

1. 早期接触や臼歯部の咬合低位【圧痛の要因1】（図❷）

　要因1は、臼歯部の咬合が低かったり、前歯が高い場合です。
　たとえば、デンタルチェアを水平に倒した状態で犬歯のセラミッククラウンをセットした場合、患者さんが起き上がると通常800～1,000μm、犬歯の咬合が高くなっています。
　その早期接触が大きい場合は、セラミッククラウンが破損したり、歯周組織に咬合性外傷を起こします。
　しかし、通常800～1,000μm程度までのわずかな早期接触が生じた場合は、それを避けるように下顎をずらした位置で噛むProgramが修得されます。これを Engram と呼びます。後方臼歯が低い場合も同様の現象が起きます。つまり、相対的に低い上下の臼歯を接触させようとして、咬筋や顎二腹筋後腹は過緊張により圧痛を認めるようになります。
　また、顎関節では顆頭が後上方へ押し込ま

圧痛は何で起こるのか？
咬合に問題があり、顎関節と調和していない状態

1. 早期接触、臼歯部の咬合低位
2. 平衡側の咬頭干渉
3. 後方へのブレーシングイコライザーの欠如

触診で筋や顎関節に圧痛が認められる
※圧痛は咬合不調和の指標となる

図❶　圧痛は咬合不調和の指標

1. 早期接触、臼歯部の咬合低位

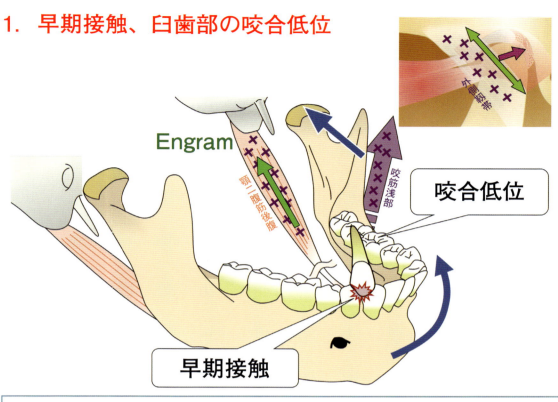

図❷　わずかな早期接触が生じると、それを避けるように下顎をずらした位置で噛むProgramが修得される。これをEngramと呼ぶ。後方臼歯が低い場合も同様の現象が起きる。相対的に低い上下の臼歯を接触させようとして、咬筋や顎二腹筋後腹が過度に緊張し、圧痛を認めるようになる

2. 平衡側の咬頭干渉

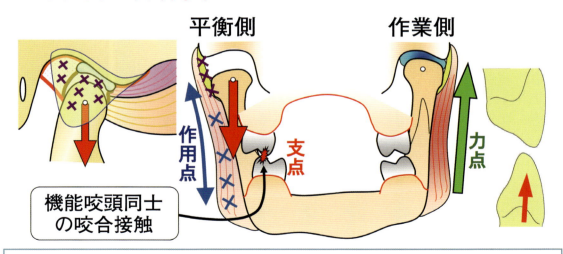

図❸　平衡側の咬頭干渉は、パラファンクションとして生じた歯ぎしり時に、咬筋、側頭筋が収縮状態で強引に引き伸ばして圧痛を認めるようになる。その際、顆頭も引き下げて外側靱帯を引き伸ばし、微小外傷による顎関節の圧痛が認められるようになる

れ、関節円板は圧縮（compression）されます。
　外側靱帯も徐々に引き伸ばされて、微小外傷により顎関節に圧痛が認められるようになります。そのうちに、睡眠時のパラファンクションなどにより、顆頭がディスクのポステリアバンドをほんの少し乗り越えると、円板前方転位を起こしたりします。

2．平衡側の咬頭干渉【圧痛の要因2】（図❸）

　平衡側咬頭干渉は、機能咬頭同士が接触するため、上下顎の歯にはさほど大きな損傷を

3．後方へのブレーシングイコライザーの欠如

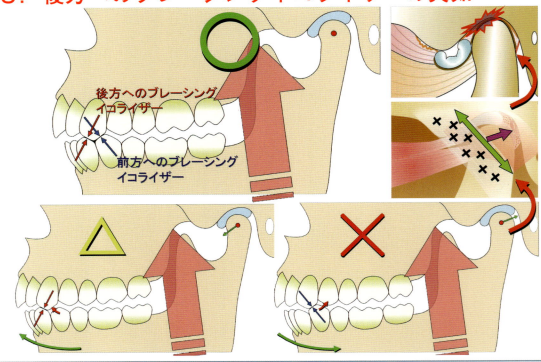

図❹　後方へのブレーシングイコライザーが存在しないと、作業側顆頭は後方へ押し込まれて外側靱帯が引き伸ばされ、微小外傷が生じて圧痛を認めるようになる。そして、顆頭がディスクのポステリアバンドをほんの少し乗り越えると、円板前方転位を起こしたりする

生じない場合が多いです。

しかし、パラファンクションとして生じた歯ぎしりにより、咬筋、側頭筋が収縮状態で強引に引き伸ばされて圧痛を認めるようになります。

また、この平衡側咬頭干渉は平衡側の顆頭を引き下げ、外側靱帯も引き伸ばして微小外傷を生じさせ、顎関節部にも圧痛が認められるようになります。

3）側方ガイドにおける"後方へのブレーシングイコライザー"の欠如【圧痛の要因3】（図❹）

顎関節によるポステリアガイダンスと調和して"後方へのブレーシングイコライザー"（ラテラルプロトゥルーシブ・トゥースガイダンス：Lateral protrusive tooth guidance、M型ガイド）が構成されていれば、外側靱帯にも負担がかからずよいのですが、構成されていないと、作業側顆頭は後方へ押し込まれて作業側の外側靱帯が引き伸ばされ、微小外傷が生じて圧痛を認めるようになります。そして、顆頭がディスクのポステリアバンドをほんの少し乗り越えると、円板前方転位を起こしたりします。

このように、Lateral protrusive tooth guidance を患者さんの顎関節の側方運動に調和させて的確に構成することが大切です。これが快適で安全な側方ガイドの条件です。

筋触診を的確に行うための8項目（表❶）

筋触診は歯科医師が日常臨床を行っていくうえで必要不可欠です。以下に示す8項目を押さえることにより、誰でも短時間で筋触診を的確に行えるようになります。確実に修得して、初診時から全員の患者さんに対して施行してください。

1．診査時の患者さんの体位（図❺）

筋触診時の体位は、日常臨床において一般

表❶ 臨床で有効な筋触診法のための8項目
1 診査時の患者さんの体位
2 診査に用いる指種
3 手指圧のかけ方
4 適正手指圧
5 診査する筋種と部位
6 患者さんへの問いかけ方
7 筋触診の評価基準
8 機能診査における筋触診の順番

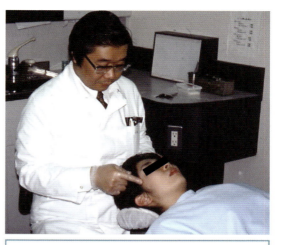

図❺ 筋触診時の体位は患者水平位、術者坐位

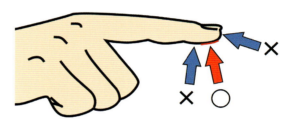

図❻ 左右の人差し指1本で、その腹部（爪の裏側に相当する部位）で加圧するのが原則。ただし、咬筋深部と顎二腹筋前腹は指の先で触診する

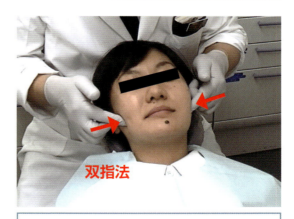

図❼ 手指圧のかけ方は、作用・反作用の関係で左右の筋に均等な手指圧を加えることのできる双指法が基本

検査や顎関節、筋、咬合に対する機能検査がいずれもスムーズに行え、その一連の流れを中断させず、しかも患者さんに違和感を抱かせない体位が求められます。その点で有効性の高い体位は、患者水平位・術者坐位です。

2．診査に用いる指種（図❻）

筋触診には、圧感覚がもっとも鋭敏な人差し指1本を用いるのが最適で、これにより適正な部位を的確に検査することができます。通常、指の腹部でちょうど爪の裏側の部分を使いますが、指の先端を使う場合（咬筋深部、顎二腹筋前腹）もありますので、爪は短く切っておきます。

3．手指圧のかけ方（図❼）

触診による圧痛検査の際の手指圧のかけ方は、作用・反作用の関係で左右の筋に均等な手指圧を加えることのできる双指法が基本です。これにより圧痛の左右差が明確となり、患者さん自身でその徴候を認識しやすくなります。

4．適正手指圧（図❽）

左右の人差し指の腹部を用いる場合、筆者らは適正手指圧の基本を1,000gとし、症例に応じて800〜1,200gの範囲で使い分けています。たとえば、痩せている方には弱めに800gで、筋の発達が著明な方、太っている方、脂肪層の厚い方には強めに1,200gで触診します。適正手指圧の体得は一般に極めて困難で熟練を要すとされていますが、市販されている2kgのバネ計りを横にして置き、左右の人差し指の腹部で保持し、指の圧感覚とバネ測りの示す目盛りとの関係をみながらバイオフィードバックにより訓練すると、通常であれば数分で適正手指圧を修得できます。

5．診査する筋種と部位（図❾）

通常、スクリーニングで診査する筋は、a）咬筋、b）側頭筋、c）顎二腹筋の3種であ

筋の触診

り、触診の部位と順序は図❾に示すとおりです。筋種により触診時に注意すべきポイントは次項で示します。

6．患者さんへの問いかけ方

筋触診時には、「左右とも何ともありませんか？」のように患者の返答を誘導することのない問いかけ方が原則とされています。しかし、「左右どちらも痛くありませんか？」「左右とも痛くありませんか？」のように聞いている内容が明確に患者さんに伝わるほうが、臨床で迅速に触診を行い、評価するうえで有効です。

7．筋触診の評価基準

筋触診の評価は、図❿に示す5段階で行うのが適正です。「＋＋：かなり痛い」は、痛いほうの表情筋が収縮して眼瞼反射まで誘発

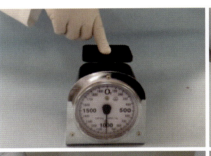
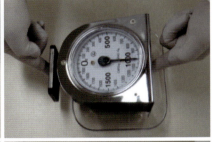
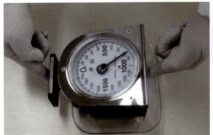
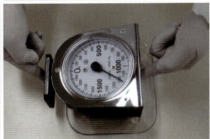

図❽　2kgのバネ計りにより触診圧を修得する。バイオフィードバックの要領で、通常数分で触診圧を修得できる。1,000gが基準で、症例に応じ800〜1,200gで触診する

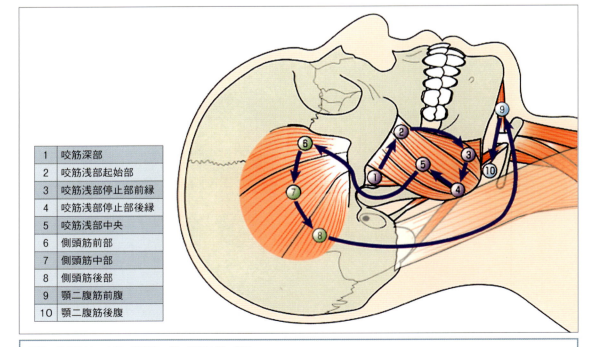

1	咬筋深部
2	咬筋浅部起始部
3	咬筋浅部停止部前縁
4	咬筋浅部停止部後縁
5	咬筋浅部中央
6	側頭筋前部
7	側頭筋中部
8	側頭筋後部
9	顎二腹筋前腹
10	顎二腹筋後腹

図❾　筋触診は、咬筋→側頭筋→顎二腹筋の順で行う

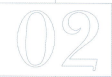

する段階です。「＋＋＋：激しく痛い」は、圧痛から身体を避けるように体動が併発する段階です。

8．機能診査における筋触診の順番（図⓫）

顆頭の位置は耳珠の前方13㎜であり、そのすぐ前方の陥凹部に咬筋深部が位置します。

したがって、スクリーニングとしての側方からの顎関節触診の後に、そのまま人差し指を立てると通常咬筋深部の位置にくるので、スムーズに筋触診へ移行できて効率的です。

実際のスクリーニングとしての顎機能検査は、"側方からの顎関節の診査"から一連の

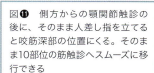

－	：痛くない
±	：異和感あり
＋	：痛い
＋＋	：かなり痛い（眼瞼反射の発現）
＋＋＋	：激しく痛い（体動の併発）

図⓾　触診による圧痛の５段階評価

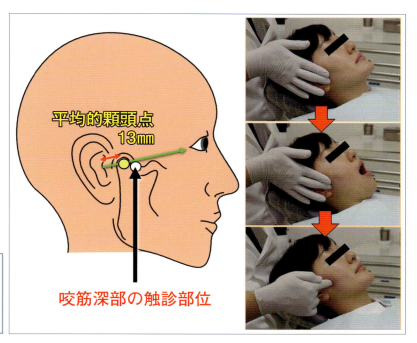

図⓫　側方からの顎関節触診の後に、そのまま人差し指を立てると咬筋深部の位置にくる。そのまま10部位の筋触診へスムーズに移行できる

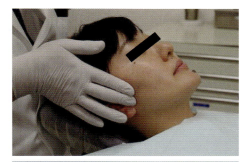

図⓬a　側方からの顎関節の触診①

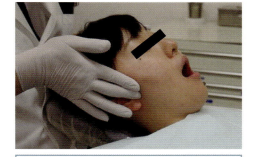

図⓬b　側方からの顎関節の触診②

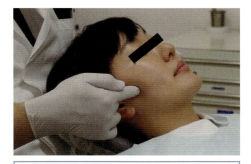

図⓬c　咬筋深部

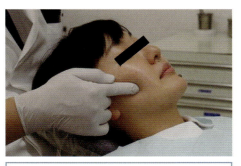

図⓬d　咬筋浅部起始部

chapter 02 筋の触診

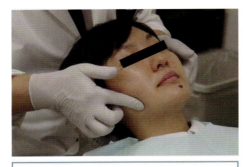

図⓬e　咬筋浅部停止部

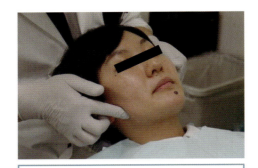

図⓬f　咬筋浅部下顎角部

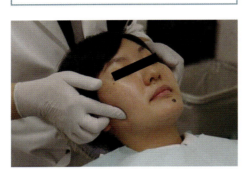

図⓬g　咬筋浅部中央

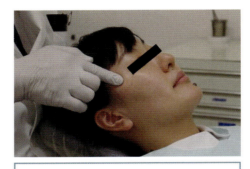

図⓬h　側頭筋前部

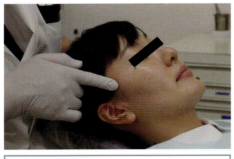

図⓬i　側頭筋中部

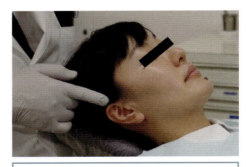

図⓬j　側頭筋後部

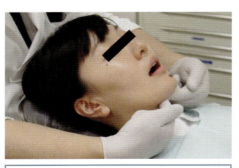

図⓬k　顎二腹筋前腹

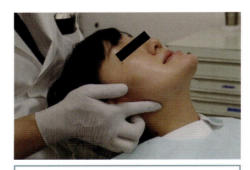

図⓬l　顎二腹筋後腹

"筋の触診"まで、通常20秒以内で行うことができます（**図⓬**）。

実際の効果的な筋触診のポイント

実際に筋触診を的確に行ううえで、特に十分認識しておく必要があるのが顎二腹筋です。下顎を咬頭嵌合位から後方へ牽引して位置づけを行うのが顎二腹筋で、しかもこの筋が次項で詳説するEngramの主役をなします。中心位における早期接触を回避するため、

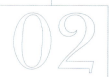

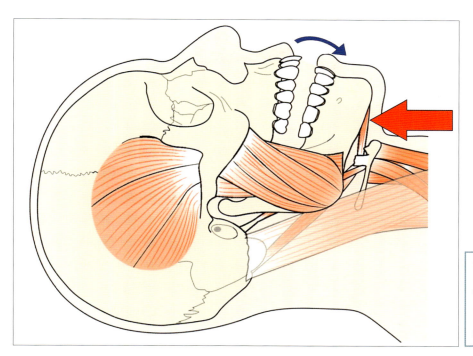

図⓭ 顎二腹筋前腹の触診に際しては、患者さんに2横指程度の開口位をとってもらい、人差し指の先で触診する

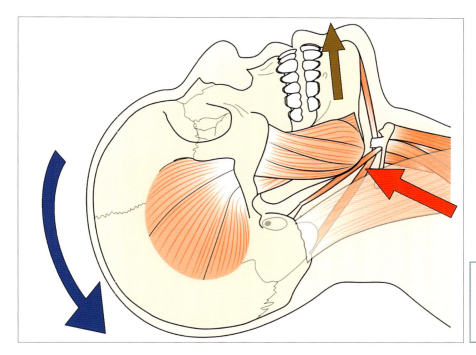

図⓮ 顎二腹筋後腹の触診に際しては、患者さんに頭位を後屈し下顎最前方位をとってもらう

下顎を偏位させて水平的な位置づけをするのに有効に働くのが顎二腹筋です。早期接触や咬頭干渉が原因で顎位の偏位を来している場合は、触診によって顎二腹筋後腹に圧痛が認められます。

本章で示した筋触診法では、顎二腹筋の触診をまず前腹からわずかに開口をしてもらい多少のテンションをかけた状態で触診します（図⓭）。次いで後腹へ移行し、下顎角部の後方内側で胸鎖乳突筋が被覆していますから、患者さんの頭位を後屈させて下顎角部と胸鎖乳突筋から離開させ、しかも下顎最前方位をとってもらい、圧痛を確認できるように筋束を伸展させることで的確な触診が可能となります（図⓮）。

外側翼突筋と内側翼突筋は、口腔内の奥深

chapter 02 筋の触診

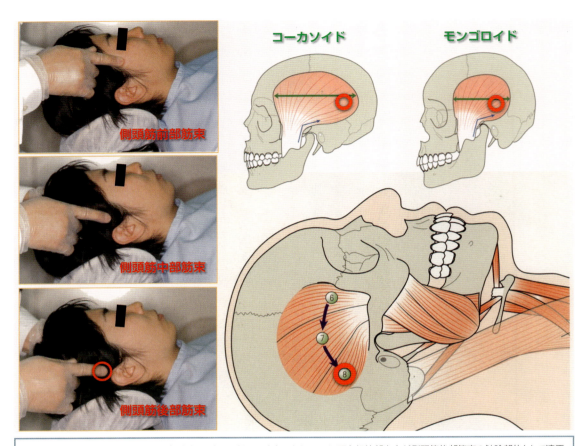

図⑮　側頭筋付着範囲の人種による相違点。日本人に対する診査にあたっては、耳介起始部上方が側頭筋後部筋束の触診部位として適正

く手指を挿入して検査するため正診率が低く、胸鎖乳突筋は通常頭位の傾斜が生じてきた後に圧痛が二次的に生じるため、スクリーニングではこれらの検査はあえて行いません。特に外側翼突筋は、顎関節部に付着し顎関節症との関連性が高いため、従来必ず触診すべき筋とされてきましたが、手指が到達しにくいばかりでなく、頬粘膜と頬筋、更に内側翼突筋の外側起始部を介してしか触診することができません。このように患者さんに痛みを与えたにもかかわらず、痛みが生じている筋を特定できないので、スクリーニングでは筋触診の対象にはしません。

また、側頭筋後部筋束は解剖学的に、コーカソイドではモンゴロイドと比較して筋付着範囲がかなり後方にまで及んでいます（図⑮）。したがって、モンゴロイドである日本人に対する診査にあたっては、コーカソイドの触診部として示されてきた部位よりもかなり前方の耳介起始部上方が側頭筋後部筋束の触診部位として適正です。このように適正に触診を行うには、人種による解剖学的相違点も認識しておくことが大切です。

筋触診の評価に不可欠なEngramの認識

冒頭の「圧痛は何で起きるのか？」で触れたように、咬頭嵌合位へ嚙み込む際のわずかな早期接触や偏心位における咬頭干渉が存在すると、生体はこれを避けるように閉口筋と同時に開口筋も働かせて下顎を偏位させる顎運動パターンが構築されます（図❷）。これは一般に Engram と呼ばれ、機能的咬合系の保護反射（逃避反射）や条件反射により構築された顎運動パターンです。そして、

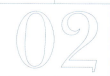

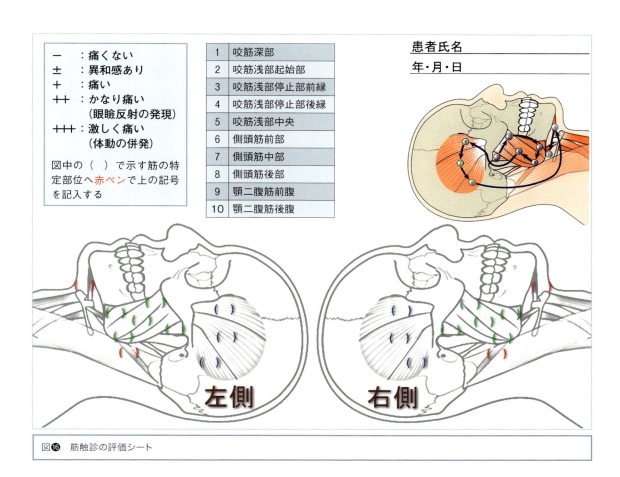

図⓰　筋触診の評価シート

Engramを取り除くことを"ディプログラミング"と呼びます。Engramの主体をなすのは、効果的に下顎を後方へねじるように偏位させることのできる顎二腹筋後腹ですから、同部に圧痛の発現をみる場合がもっとも多いのです。また、下顎を前方へ偏位させる必要のある場合は、外側翼突筋と側頭筋後部筋束が互いに拮抗筋として働き、わずかに前方へ偏位した顎位で閉口したり、中間域での側方運動経路をとるようになります。

したがって、顎二腹筋後腹などに圧痛を認める場合は、現存する咬頭嵌合位が顆頭安定位と不調和で早期接触があったり、臼歯部の咬合低位や偏心位における咬頭干渉がある可能性を示唆し、咬合不調和の診断に有効な指標となります。このように、咬合診断にあたり、筋触診による圧痛検査は臨床上極めて重要です。筋触診の評価シートを示しましたので、すぐに始めてください（図⓰）。

○ 臨床が楽しくなるポイント

筋の圧痛は咬合不調和の指標です。そして、圧痛の評価は触診のみ有効です。したがって、予知性の高い治療を行うには筋の触診が必要不可欠です。しかし従来、筋の触診は特殊で、10年以上の経験を積んだ歯科医師でなければ適正な診断ができないとされてきました。実は、大切なポイントをおさえて練習すれば、明日から臨床にしっかりと導入できます。明日から実践してください。歯科医師として生涯使えます。

小出 馨　荒川いつか　小出勝義　浅野栄一朗
小山浩一郎　小出 耀

03 顎関節の触診

顎関節は触診でこう診断する
チェアーサイドで行う病態ごとの簡便な臨床診断のポイント

　臨床で大切なのは、的確な診断のもとで、患者さんお一人お一人の病態に応じた治療を行い、顎口腔系の機能的調和を図ることです。そのために私たち歯科医師には、まず顎口腔系を構成する顎関節、筋、咬合に対する顎機能診査を適正に行えることが求められています。しかし、ほとんどの医療機関で、この極めて大切な顎機能診査が的確に行われていないという現実があり、その理由には大学教育に顎機能診査・診断の実習がこれまでほとんど組み込まれていなかったことが挙げられます。

　本章では、顎関節の診断を行ううえで欠かせない基本的重要事項と、チェアーサイドで1分ほどの短時間で簡便に行える顎関節の触診法、更に顎関節の診断基準を臨床に即して具体的に示します。

顎関節の構成（形態と構造）

　顎関節の病態診断にあたっては、まず顎関節とその周囲組織の詳細な形態と構造と機能の理解が不可欠です。顎関節は基本的に以下の9つの要素から構成されています（**図❶**）。

1．顎関節部の骨

　顎関節は、側頭骨の下顎窩および関節結節と、下顎骨の関節突起下顎頭（顆頭）との間に関節円板を介して構成する滑膜関節です。

　顎関節の運動様式は、上関節腔における滑走と、下関節腔における回転です。左右の顎関節による回転と滑走の複合運動で、開閉口運動や前方運動、側方運動などさまざまな下顎運動が営まれています（回転滑走関節）。

2．外側靱帯

　外側靱帯は、顆頭の外側や内側への逸脱を防止しています。最大開口位における顆頭の前方運動限界位を規定したり、顆頭の後方運動限界位を規定する機能を発揮しています。

3．関節包

　関節包の内面は滑膜で覆われ、顎関節機能時の緩衝機能と潤滑機能を有する滑液が滑膜から分泌されます（滑膜関節）。この滑液は上下の顎関節腔を潤し、血管網の存在しない顎関節円板狭窄部の代謝に関与しています。

4．顎関節円板

　顎関節円板は緻密な線維組織からなり、前方肥厚部、中央狭窄部、後方肥厚部の3部に分けられます。前方肥厚部は顎関節円板の後方転位（顎関筋前方脱臼）を、後方肥厚部は顎関節円板の前方転位を防止するという重要な役割を果たしています。

　また、関節円板が介在することにより、顎関節を構成する骨面の広範囲に機能圧を分散することができます。特に中心位では、関節円板が変形することなく最も広範囲に機能圧を分散でき、前方ならびに側方偏心位でも関節円板がわずかに変形しながら、できるだけ広範囲に機能圧を分散して局所へのメカニカルストレスの集中を防止しています。更に関節円板は、その粘弾性によるショックアブソーバーとしての緩衝機能と、滑液を介して摩擦を小さくする潤滑機能を発揮しています。

5．関節円板の内側・外側停止線維

　関節円板の内側と外側は、円板線維の延長

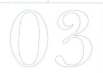

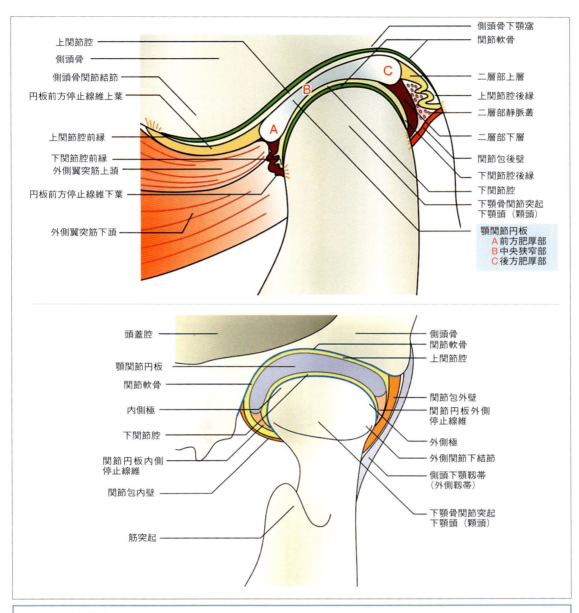

図❶　正常な顎関節における各部の形態と構造

である内側停止線維と外側停止線維に移行して、それぞれ顆頭の内側極と外側極の下部に付着しています。これにより、顎関節円板の内外側方向への転位を防止する役割を果たしています。また、この線維組織には粘弾性があるため、顆頭や頭蓋への負荷や衝撃力は、その粘弾性によって軽減されますので、下顎頭頸部骨折や脳震盪の発生を予防する効果があります。

6．関節円板の前方停止線維（上葉、下葉）

　関節円板の前方は円板線維の延長である前方停止線維に移行し、上葉と下葉の２葉に分かれます。上葉は側頭骨関節結節の前縁に付着して上関節腔の前縁を、下葉は顆頭の前面に付着して下関節腔の前縁を構成しています。上葉と下葉の中間部に外側翼突筋上頭の大部分が付着していて、顎運動時の関節円板の位置づけに関与しています。

chapter 03 顎関節の触診

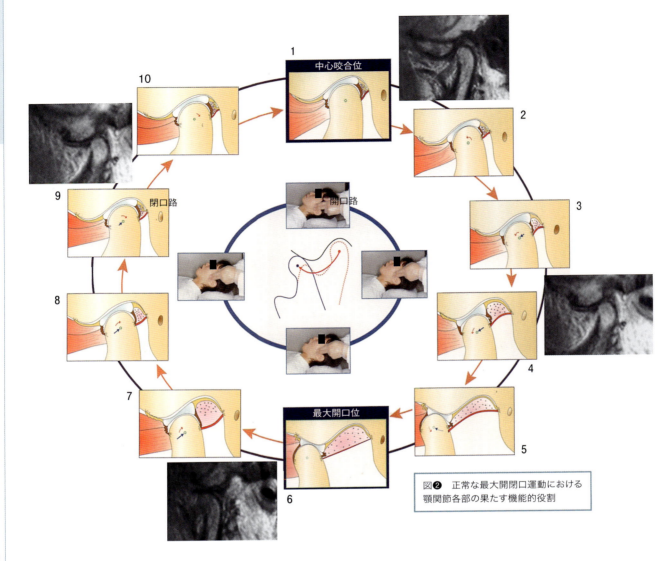

図❷　正常な最大開閉口運動における顎関節各部の果たす機能的役割

7．円板後部組織二層部上層

円板後部組織（レトロディスカルティシュ）の二層部上層は主に弾性線維からなり、その伸展性により関節円板と顆頭が関節結節前方まで容易に前方滑走でき、大開口を可能にしています。二層部上層の伸展性は約20mmに及びますが、後述する急性の非復位性顎関節円板前方転位（クローズドロック）では、関節円板の転位により約15mmの二層部上層の伸展が既に生じているため、残りわずか5mmの伸展しか許容できず、顆頭の最大滑走距離は5mm程度に制限されることになります。

8．円板後部組織二層部下層

二層部下層は主に膠原線維からなり、その非伸展性のため、閉口時に顆頭が回転と後方滑走する際に、顆頭に対する関節円板の位置を適正に保ち、関節円板の前方転位を防止する機能を果たしています。

9．円板後部組織二層部静脈叢

二層部中間の静脈叢はスポンジ状で、その形態と容積の自在性により、伸展性に富む二層部上層と非伸展性の下層を連結するという特異な役割を果たしています。開口時に顎関節円板と顆頭が前方滑走すると充血してスポンジ状に容積を拡大し、二層部全体の体積を大幅に増大させて下顎窩を満たします。最大開口後の急速閉口時には、いったん充血した血液の排出が瞬時には生じないことにより、

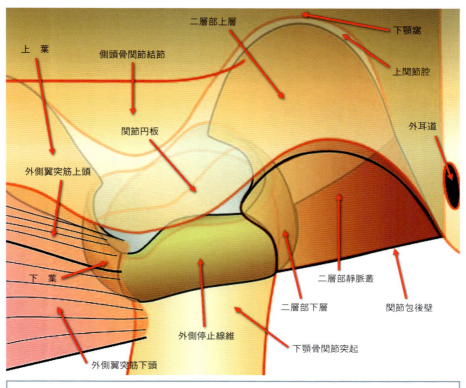

図❸　中間開口域における二層部静脈叢と顎関節周囲組織の状態

効果的なショックアブソーバーとして中耳、内耳への緩衝機能を発揮しています。

下顎運動と顎関節各部の機能

次に、正常な最大開閉口運動における顎関節各部の果たす機能的役割を示します（図❷）。

1．中心咬合位からの開口初期

正常な顎関節では、中心咬合位において顆頭は中心位にあり、主に外側靱帯と関節包によって上方に保持されています。このとき、円板前方組織上葉はたるみがなく、下葉は最もたるんでいて、逆に関節円板後方二層部の上層は最もたるんでいて、下層はたるみのない状態で、二層部静脈叢は圧縮されて体積は最小になっています。

中心咬合位からわずかに開口すると、顆頭は円板との間の下関節腔で回転を生じ、円板前方組織の下葉は伸展してたるみが少なくなり、それまでたるみのなかった二層部下層には、わずかにたるみが生じてきます。

2．最大開口位までの中間開口域

開口量が増すと顆頭は回転と同時に前方滑走を開始し、これに伴って二層部上層は伸展してたるみが消失し、二層部下層と離開し始めます。この上層と下層の離開によって生じた間隙を二層部静脈叢が充血し、形態を変化させながら体積を増大させることにより満たします（図❸）。

3．最大開口位

更に開口量が増すと主に弾性線維で構成されている二層部上層が伸展し、二層部静脈叢は更に充血して体積を増します。この際、円板前方組織の上葉は最もたるみ、下葉はたるみがなく最も伸展し、逆に円板後方二層部上層は最も伸展してたるみがなく、下層は最もたるんだ状態になります。

4．最大開口位からの中間閉口域

最大開口の後、閉口すると閉口筋の伸張による反作用も加わって急速な顆頭の後方滑走

が生じます。閉口途中からは、充血した二層部静脈叢内部の血液が瞬時には排出されず、これにより関節窩後壁に対するショックアブソービンク効果（緩衝作用）が発揮されます。この顆頭の後方滑走速度の低下は、関節円板の前方転位を防止するうえでも有効です。

また、前述のように二層部下層は主に膠原線維からなり、その非伸展性により、顆頭の急速な後方滑走運動が生じても関節円板を後方へ確実に牽引し、顆頭に対する円板の適正な位置を保持して円板の前方転位を効果的に防止しています。

5．中心咬合位への閉口相末期

閉口相末期には二層部上層に再度たるみが生じてきますが、それまでの間、主に弾性線維で構成される二層部上層はその伸展による反作用として円板を後方へ牽引する機能を発揮します。これは、閉口運動を円滑にするとともに、顎関節円板の前方転位を防止するうえでも有効です。

中心位まで顆頭が後退すると、過度な後方運動を強靱な外側靱帯の前方線維束が抑制し、合わせて円板の前方転位も防止しています。

閉口相ではこれまでに示したように、顎関節円板の前方転位を防止するための力のコントロール機構が幾重にも備えられているのです。

▬▬ 臨床で有効な顎関節の触診４種

顎関節の診査にあたっては、まず前述した各構成要素の正常な形態と構造と機能を熟知しておく必要があります。そして、臨床で有効な顎関節の触診は、種々の病態をできるだけ漏れなく把握するために以下の４種で構成されています（**図❹❺**）。実際の手指の位置づけや手順など、施行上の要点を示します。

1．側方からの診査（図❹）

側方からの診査は、特に初診時のスクリーニングとして有効です。ここで問題があれば必要に応じて他の３種の診査を組み合わせて行います。

まず、左右中指の末節関節部後縁を耳珠後縁に位置づけ、次いで人差し指を中指に添えて顆頭の外側関節下結節をこの２本の指で触知します。患者さんに中心咬合位から最大開閉口運動を行ってもらい、顆頭の後面に中指の腹部を沿わせて顆頭運動をよみとります。その際、開口開始時における左右顆頭の滑走開始時期のズレ、最大開口時の左右顆頭の移動量と止まり方、更に左右顆頭の運動バランスから回転と滑走のタイミングをよみとります。最大開閉口運動時にクリックやクレピタスが発生する場合には、その発生状態と時期をよみとります。

また、側方からの顎関節に対する負荷試験も行い、圧痛の有無と度合いを確認します（**表❶**）。

2．後方からの診査（図❹）

後方からの診査は、中心咬合位における左右顆頭の頭蓋に対する前後的なバランスの診査に有効です。はじめに患者には開口状態をとってもらい、小指を外耳道に挿入して左右均等に前方へ牽引した状態で、患者さんにゆっくりと中心咬合位まで閉口してもらいます。その際の左右の圧迫度合いの違いから左右顆頭の頭蓋に対する前後的バランスを触知します。また、後方から顎関節に対する負荷試験も行い、圧痛の有無と度合いを確認します。

3．下方（下顎角部）からの診査（図❺）

下方（下顎角部）からの診査は、中心咬合位付近の顆頭運動や関節音の診査に有効です。特に中心咬合位付近における閉口相のクリックの診断には極めて有効です。まず、患者さんに大開口を指示し、開口相のクリックを側方からの診査で確認し、次いで開口量20mm程度まで閉口してもらい、左右の下顎角部下縁に人差し指、中指、薬指を添えて上方へ牽引し、左右の顆頭部を加圧します。その際、左右の拇指をオトガイ部に添えた状態で下顎を把持し、開口反射を抑制しながら患者さん

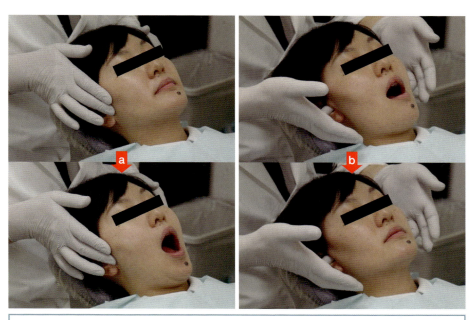

図❹　a：側方からの診査、b：後方からの診査

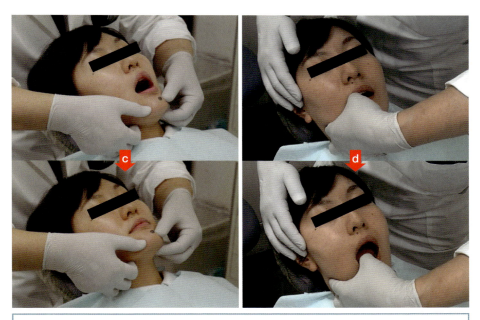

図❺　c：下方（下顎角部）からの診査、d：上関節腔の滑走状態の診査

表❶　圧痛検査の評価基準

顎関節圧痛検査の5段階評価
- －：痛くない
- ±：違和感あり
- ＋：痛い
- ＋＋：かなり痛い（眼瞼反射の発現）
- ＋＋＋：激しく痛い（体動の併発）

chapter 03 顎関節の触診

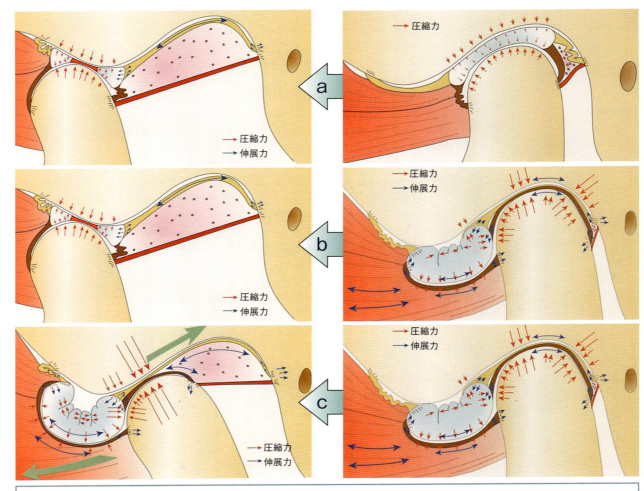

図❻ 中心咬合位と最大開口位における顎関節の状態。a：正常顎関節、b：復位性顎関節円板前方転位、c：非復位性顎関節円板前方転位

に中心咬合位までゆっくりと閉口してもらいます。

この加圧下では閉口相のクリックが明瞭に触知可能となります。逆に中心咬合位からの開口運動時にこの診査を行うと、リダクションが生じにくくなり、患側の二層部上層を過度に伸展させることになるので要注意です。

4．上関節腔における滑走状態の診査（図❺）

上関節腔における滑走状態の診査は、開口量の増加した陳旧性のクローズドロック（非復位性顎関節円板前方転位）症例の診断に有効です。関節結節と関節円板との間の上関節腔に滑液が介在すると、同部の摩擦係数は極めて小さく、滑らかな滑走状態を示します。しかし、関節円板の復位を伴わない前方転位

では、関節腔と顆頭との間に関節円板ではなく二層部が介在するため、機能圧の適正配分がなされず、滑らかな滑走状態は触知できません。

診査手順は、まず下顎前方歯の唇頬側面に拇指を位置づけ、患者さんができるだけ閉口した状態から診査します。人差し指と中指は下顎下縁後方部に添えて下顎を把持し、患者さんに最大開口運動を行ってもらい、上関節腔における滑走状態を加圧下でよみとります。

また、最大開口位に近づく際の抵抗と顆頭が停止する状態をよみとります。正常顎関節における顆頭最前方位での制御は靱帯によってなされるため、「ストン」と止まりますが、陳旧性クローズドロック症例では、外側翼突

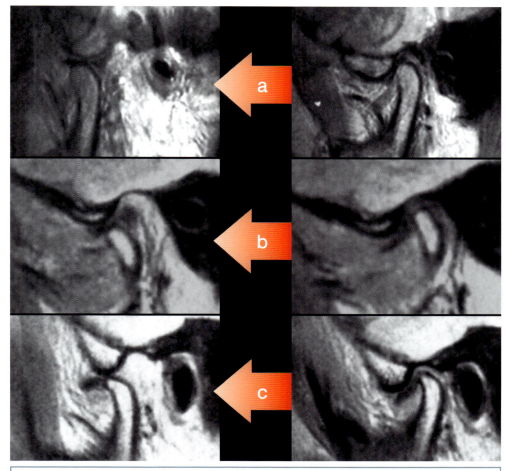

図❼　中心咬合位と最大開口位における顎関節MRI。a：正常顎関節、b：復位性顎関節円板前方転位、c：非復位性顎関節円板前方転位

筋や前頸筋による開口力と二層部上層との綱引きの様相を呈し、両者の釣り合った位置で止まるので、ストンとは止まらず「ググググッ」と徐々に止まる感触があります。

更に、顎関節に対する負荷試験も行い、圧痛の有無と度合いを確認します。

=== 正常顎関節と主な病態の触診

1．正常顎関節の触診ポイント（図❻❼）
①正常顎関節の顎頭運動は、開口初期の動き始めが左右同時で、最大開口までに約20mm前方へ関節結節に沿って滑走して屈曲のない滑らかな経路を描き、最大開口位では上方へ向かって止まります。
②開閉口時も左右の顎頭は調和して同時に移動し、回転と滑走のタイミングも左右同じで、往路と復路はほぼ一致しています。
③顎頭が関節結節最下点を越えて最大開口位に至るまで、二層部上層などによる著明な運動抑制は認められず、上方へ向かって「ストン」と止まります。
④もちろん、顎関節に対する負荷試験を行っても圧痛は認められません。

2．復位性顎関節円板前方転位症例（Ⅲa型）の触診ポイント（図❻～❽）
①復位性顎関節円板前方転位症例では、開口相のクリック（リダクションクリック、オンクリック）と閉口相のクリック（ラクセイションクリック、オフクリック）によって構成される相反性クリック（レシプロカ

chapter 03　顎関節の触診

ルクリック）を認めます。
②相反性クリックの診断には、顎関節の側方、後方、下方からの３種の触診が有効で、特に下方からの触診はラクセイションクリックが明瞭に確認でき、極めて有効です。
③通常、クリック発生時には、患側顎関節部の運動痛と触診による圧痛を認めます。
④クリック発生までの間、顎運動障害（患側顎関節部のひっかかり感）を認めますが、クリック発生後は上関節腔における正常な滑走状態を確認できます。
⑤クリック音の診断には、顎関節用聴診器（ステレオステソスコープ）を用いると左右の音を分離して聴診できるため、極めて有効です（図❾）。
⑥顎関節の側方からの触診により、最大開口位まで顆頭は二層部上層などによる抵抗がなく、外側靱帯後方線維束により制御されてストンと止まるのが触知できます。
⑦病態の陳旧化により、二層部上層が引き伸ばされてたるみが生じている度合いや、関節円板の変形度合いに応じて円板の復位が生じにくくなり、相反性クリックの発現位置と顆頭運動経路に相違がみられます（図❽）。
⑧MRI検査により、咬頭嵌合位では関節円板が前方に転位し、最大開口位では関節円板が復位している所見が認められます（図❼）。

3．非復位性顎関節円板前方転位症例（Ⅲb型）の触診ポイント（図❻❼❿）

①急性クローズドロックでは相反性クリックの既往があり、突然開口域が20〜30mm程度に制限されて比較的強度の開口障害を認める場合があります。
②病態が陳旧性（慢性）に移行すると、二層部上層が著明に伸展して、開口域も35〜45mm程度まで増加し、最大開口時にのみ患側顎関節の牽引痛を認めるようになる場合があります。
③陳旧性では、最大開口位に近づくにつれて二層部上層による抵抗が増大し、最大開口

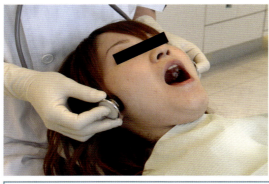

図❽　復位性顎関節円板前方転位の顆頭運動経路とレシプロカルクリックの発現位置。二層部上層の伸展度を示す 赤矢印：開口時のリダクションクリック発現位置。緑矢印：閉口時のラクセイションクリック発現位置。二層部下層の伸展度を示す

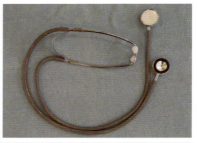

図❾　顎関節用聴診器（ステレオステソスコープ）によるクリック音の診断

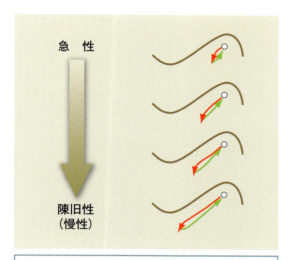

図⓾ 非復位性顎関節円板前方転位の陳旧化と顆頭運動経路。赤矢印：開口経路。二層部上層の伸展度を示す。緑矢印：閉口時経路

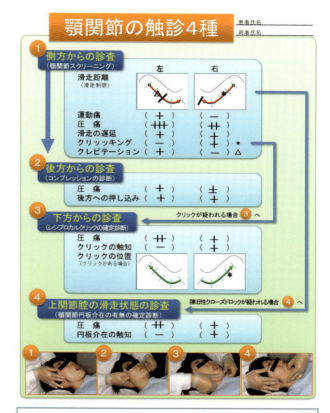

図⓫ 顎関節触診のチャート記入例

位における顆頭の止まり方は外側靭帯後方線維束（深層）により「ストン」と止まるのではなく、二層部上層と外側翼突筋や前頸筋との綱引きの結果、二層部上層が弾性限界まで伸展し、外側翼突筋等の張力と拮抗する位置で「ググググー」といった感触で止まります。

④陳旧性に移行して開口量が増加すると、側方からの触診では患側顆頭の滑走制限を確認しにくくなりますが、通常"上関節腔における滑走状態の検査"により病態の適正な臨床診断が可能です。

⑤二層部が穿孔してクレピタス（ジャリジャリ音）を認める場合の関節音検査には、復位性顎関節円板前方転位症例におけるクリックと同様に、顎関節用聴診器（ステレオステソスコープ）を用いた聴診が左右分離して診断でき、極めて有効です（図❾）。

⑥病態の陳旧化により、二層部上層が引き伸ばされてたるみが生じている度合いに応じて開口量が増し、顆頭運動経路にも特徴的な相違が見られます（図❽）。

⑦MRI検査により、咬頭嵌合位と最大開口位のいずれにおいても関節円板の前方転位した所見が認められます（図❼）。

○　○　○

以上の事項をふまえることにより、顎関節の適正な診断が可能になります。さっそく実践してください。図⓫には顎関節触診のチャート記入例を、また次ページに病態別顎関節動態をイラストで示します。こちらもご参照ください。

【参考文献】
1）浅沼直樹, 小出 馨：咬合にかかわる検査と診断 顎関節と筋の触診. 開業医のための明快咬合臨床 診査・診断から治療まで, デンタルダイヤモンド増刊号, 36(10), 2011.
2）井出吉信, 小出 馨（編）：チェアサイドで行う顎機能検査のための基本機能解剖. 医歯薬出版, 東京, 2023.
3）松島正和, 小出 馨：なるほどよくわかる！ まる覚え顎関節 第1回 シェーマで学ぶ顎関節の仕組み. ザ・クインテッセンス, 32：68-74, 2013.

小出 馨　小出勝義　浅野栄一朗　松島正和
浅沼直樹　小出勝典　水橋 史

chapter 03 顎関節の触診

病態別顎関節動態

正常な顎関節の開閉口運動

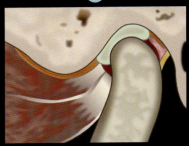
❶ 咬頭嵌合位。顆頭は関節円板を介在して下顎窩のなかで安定している(中心位)

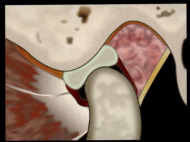
❷ 開口途中。顆頭が外側翼突筋下頭をはじめとする開口筋に引かれ、関節円板とともに前方へ滑走する

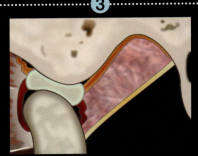
❸ 顎関節円板前方停止線維下葉と顎関節円板前方肥厚部の働きで顎関節円板後方転位を抑制する

復位性関節円板前方転位の開閉口運動

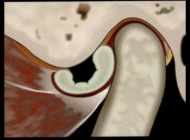
❶ 咬頭嵌合位。関節円板は顆頭と下顎窩の間に介在せず、前方へ飛び出している

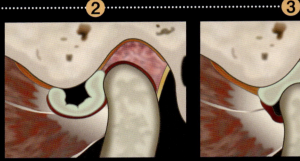
❷ 開口途中。顆頭が前方へ滑走し、関節円板はレトロディスカルティシュにより後方へ強く引かれる。さらに開口すると、顆頭は円板後部に乗り上げていく

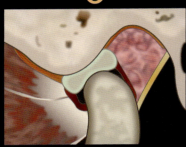
❸ 顆頭が円板後方部の厚さぶん下がった瞬間に、顆頭上に円板が戻り、クリック音が発生する(リダクションクリック)

非復位性関節円板前方転位の開閉口運動

❶ 咬頭嵌合位。関節円板は前方へ飛び出している。陳旧性に移行したケースでは、力が集中して顆頭のフラットニング等の骨変形が生じている場合が多い

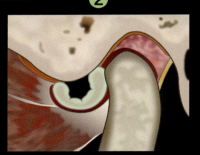
❷ 開口途中。顆頭は関節円板を押しながら前方へ滑走する。この滑走量は、レトロディスカルティシュ上層の伸展度合いにより異なる。急性期では5mm程度しか滑走できない

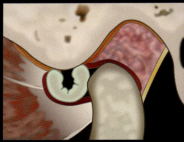
❸ 顆頭は円板後方部に乗り上げていくが完全には乗り切れず、顆頭の滑走は顕著に制限され、開口障害と開口時の患側への下顎偏位を生じる

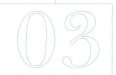

④	⑤	⑥
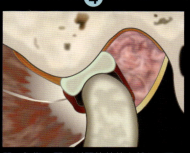	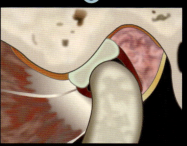	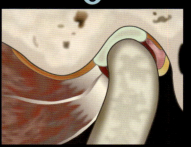
閉口初期に顆頭が関節結節を越えて戻る際、外側翼突筋上頭が顎関節円板を前方へ引くことにより円板の後方転位を防止し、適正な位置を保っている	閉口途中までは、レトロディスカルティシュ上層が顎関節円板を後方へ引き戻す。血液は一挙に流出せず、静脈叢の内圧が上昇して関節包後壁は後方へ膨らむ	閉口末期には下層が顎関節円板を後方へ引き戻す。静脈叢の緩衝作用により顆頭は中心位へ穏やかに戻り、円板前方転位が防止され、鼓室も保護される

④	⑤	⑥
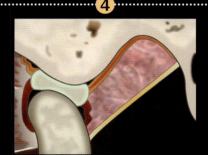	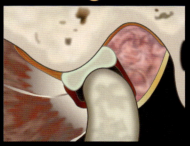	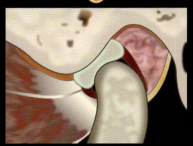
最大開口位。顆頭は正常関節とほぼ同様に、関節結節との間に関節円板が介在した状態で前方へ約20mm滑走する	閉口途中。顆頭は正常関節とほぼ同様に関節円板を伴って後方へ滑走し戻っていく	開口時にリダクションクリックが生じた位置を過ぎても生体の恒常性により顎関節円板は介在したまま閉口していく
	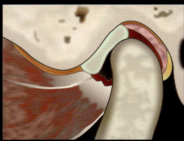	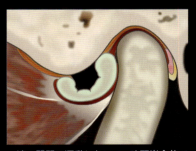
	関節円板がもうこれ以上後方へ戻れない位置までくると、円板は顆頭の上から前方へ滑り落ちるように飛び出していく（ラクセイションクリック）	一連の開閉口運動において、咬頭嵌合位では前方に飛び出していた関節円板が、開口途中から顆頭の上に戻り、閉口途中でまた前方へ飛び出す

⑦	⑧

④	⑤	⑥
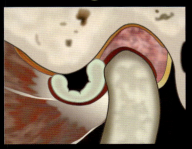	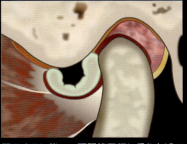	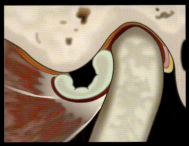
閉口初期に顆頭は円板に乗り上げたまま後方へ滑走し始めるため、そのぶん顆頭の閉口路は開口路と異なってくる	閉口するに伴い、顎関節円板に乗り上げていた顆頭は顎関節円板後方肥厚部の後方へ押し戻されていく	一連の開閉口運動の間、関節円板は顆頭の上に戻ることはない

04 顎関節の診断

顎関節の的確な診断に不可欠な重要事項
顎関節のさまざまな病態と顆頭運動経路の特徴を理解する

　初診時から患者さんの顎関節の状態を触診によって臨床診断することは極めて重要であり、これによって必要に応じ MRI 検査や CT・3D 検査で確定診断を行う必要性を見極めることができます。以下に、正常顎関節と各種病態における顆頭運動の特徴を図解で示します。これらは、臨床診断を行ううえで極めて重要な鑑別基準となります。

1. 正常顎関節の顆頭運動 （図❶）

　まず、正常顎関節では chapter03 でも示したように、開口初期に左右の顆頭が同時に滑走を開始し、最大開口まで関節結節に沿って下方へ彎曲した屈曲のない滑らかな経路で約20mm前下方へ滑走します。閉口時も左右の顆頭は調和して同時に移動し、往路と復路はほぼ一致します。開閉口運動時にクリックやクレピタスなどの異常な関節音を生じることなく、顆頭は最大開口位で関節隆起（結節部）を越え、外側靱帯の後方線維束によって制御されストンと停止します。

2. 復位性顎関節円板前方転位の顆頭運動 （図❷）

　復位性顎関節円板前方転位（Ⅲa 型）では、レシプロカルクリック（開閉口時の相反性クリック）を認めます。開口時に大きく明瞭なリダクションクリック（顎関節円板が顆頭に復位する際のクリック）が発生し、閉口時には比較的不明瞭なラクセイションクリック（顎関節円板が顆頭から転位する際のクリック）が発生します。chapter03（図❺）で示した"顎関節の下方からの触診"により、不明瞭であったラクセイションクリックが明瞭な振動となって術者の手指に伝わり、適正な臨床診断ができます。

　顆頭運動経路が8の字形にずれるのは生体の恒常性によるもので、chapter03（図❽）で示したようにリダクションクリックの発生位置はレトロディスカルティシュ（顎関節円板後部組織）上部の伸展度合いに由来します。一方、ラクセイションクリックの発生位置は、レトロディスカルティシュ下層の伸展度合いに由来します。病態が慢性に移行して、陳旧化するにつれて両クリックの発生位置は、いずれも前方へ移動して行くことになります。

3. 非復位性顎関節円板前方転位の顆頭運動 （図❸）

　急性の非復位性顎関節円板前方転位（Ⅲb 型、クローズドロック）では、突然開口域が20〜30mm程度の比較的強度な開口制限が発現し、開口時痛も著明に認められます。最大開閉口運動時に顎関節円板は復位することがないので、クリックは生じません。急性期であれば、chapter13で示す効果的なマニピュレーションテクニックによって顎関節円板を復位させ、後処置を行って病態を改善させることができます。往路と復路がずれるのは、Ⅲa 型と同様に生体の恒常性によるものです。

　顎関節円板が復位することなく、病態が悪化して陳旧化すると、レトロディスカルティシュ上部の伸展に伴って開口量は増大して行

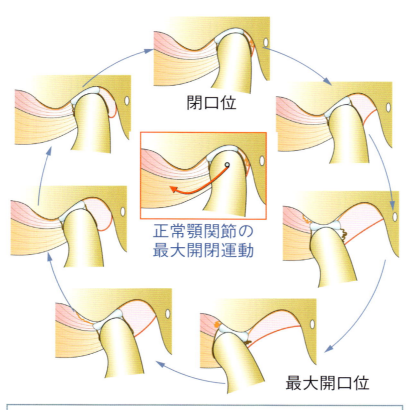

図❶　正常顎関節の顆頭運動

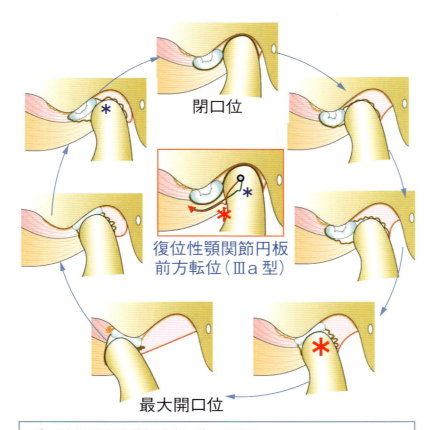

図❷　復位性顎関節円板前方転位（Ⅲa型）の顆頭運動
＊：リダクションクリック　　＊：ラクセイションクリック

chapter 04　顎関節の診断

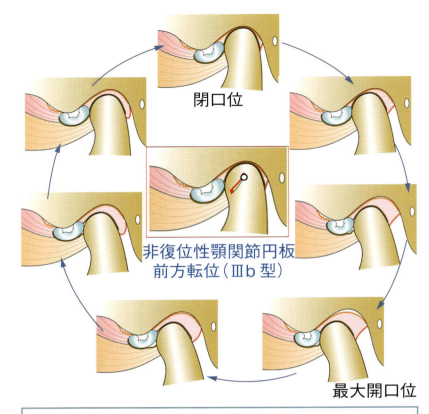

図❸　非復位性顎関節円板前方転位（Ⅲb型）の顆頭運動

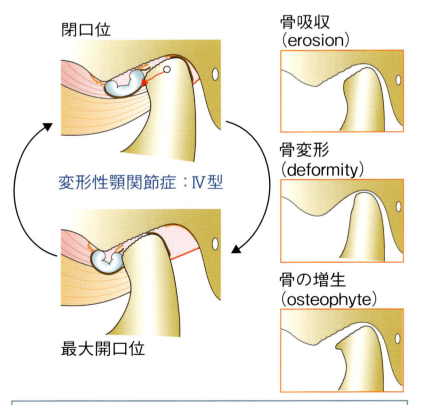

図❹　変型性顎関節症（Ⅳ型）の顆頭運動と典型的な病態3種

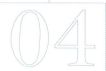

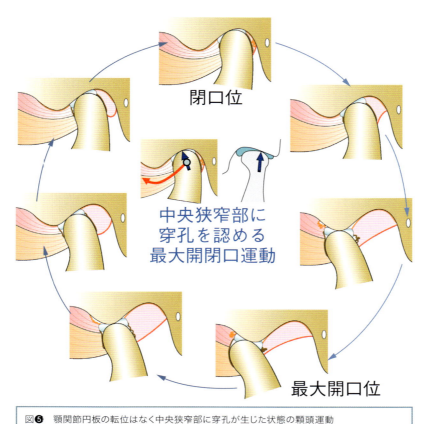

図❺ 顎関節円板の転位はなく中央狭窄部に穿孔が生じた状態の顆頭運動

き、次に示す変形性顎関節症へと移行する場合があります。

4．変形性顎関節症の顆頭運動（図❹）

変形性顎関節症（Ⅳ型）は、MRI 検査や CT・3D 検査で骨の変形が認められ、レトロディスカルティシュに穿孔が生じると開口時にクレピタス（ジャリジャリ音）が生じるようになります。変形した顆頭と関節隆起の状態により、骨吸収と平坦化（erosion）、骨変形（deformity）、骨増生や骨棘形成（osteophyte）に大別されます。

5．顎関節円板の転位はなく中央狭窄部に穿孔が生じた状態の顆頭運動（図❺）

顎関節円板の転位は生じていない状態で、後方臼歯部の咬合低位があり、継続的にクレンチングを行っていると、顎関節円板のとくに厚さの薄い中央狭窄部（インターメディエイトバンド）の外側極寄り1/3の部位に穿孔が生じます。この円板狭窄部は、血管網が存在せず滑液によって栄養補給がなされて活性化している部分であり、過大な負荷が長期間加わって滑液が排除された状態が継続することにより、円板の同部が壊死に陥って穿孔が生じると、この状態になります。

MRI 検査では、顆頭の前後に顎関節円板の前方肥厚部（アンテリアバンド）と後方肥厚部（ポステリアバンド）の存在がそれぞれ黒く認められます。開口初期には、回転が先行して滑走遅延を起こしますが、最大開口時に顆頭の滑走制限は生じることなく、関節隆起（エミネンス）を越えて正常に最大開口位まで滑走を認めます。円板転位はないものの、穿孔部で側頭骨と下顎骨が直接接して吸収が生じ、表層の線維層と軟骨が損傷して、皮質骨が直接こすれ合って粗造化すると、クレピテーション（ジャリジャリ音）が発生するようになり、開口時痛も生じるようになります。

chapter 04 顎関節の診断

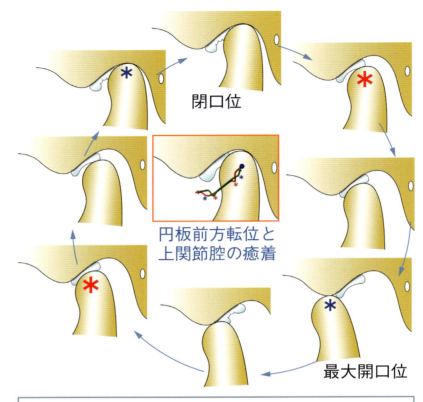

図❻　顎関節円板前方転位と上関節腔の癒着。開閉口時に4回のクリックが発現
＊：リダクションクリック　　＊：ラクセイションクリック

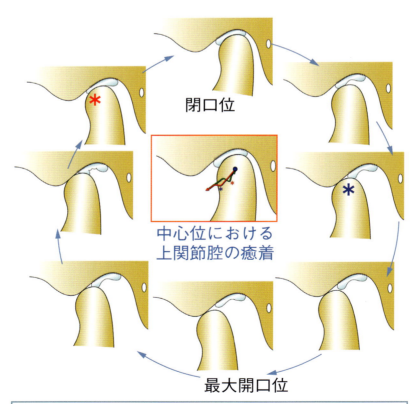

図❼　中心位における上関節腔の癒着（スタックディスク）。閉口末期に著明なクリックが発現
＊：リダクションクリック　　＊：ラクセイションクリック

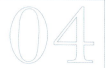

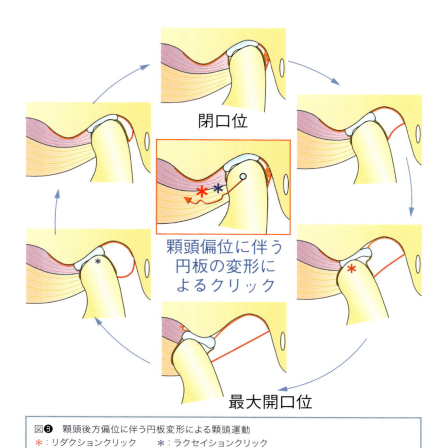

図❽ 顆頭後方偏位に伴う円板変形による顆頭運動
＊：リダクションクリック　＊：ラクセイションクリック

6. 顎関節円板前方転位と上関節腔の癒着が生じた状態の顆頭運動（図❻）

顎関節円板が前方転位した状態で、上関節腔に癒着が生じると、1回の開閉口で片側顎関節に合計4回のクリッキングが生じ、複雑な顆頭運動経路を示します。開口路と閉口路の両方で、リダクションクリックののちにラクセイションクリック発生しますが、"顎関節の側方からの触診"と"下方からの触診"を併用することにより、適正な病態診断が行えます。

7. 中心位における上関節腔の癒着が生じた状態（スタックディスク）の顆頭運動（図❼）

中心位で上関節腔に癒着（スタックディスク）が生じると、開口時の顆頭の前方滑走に顎関節円板は追従できず、ラクセイションクリックが生じ、閉口末期の咬頭嵌合位付近で顕著なリダクションクリックが生じます。これも、"顎関節の側方からの触診"と"下方

からの触診"を併用することにより、適正な病態診断が行えます。急性期は開口制限が著明ですが、陳旧化するにつれて顎関節円板の内・外側停止線維の伸展に伴って開口量が増大していきます。

8. 顆頭の後方偏位に伴う円板の変形（図❽）

顆頭の後方偏位に伴い、顎関節円板のポステリアバンド（後方肥厚部）付近に圧痕が形成されると、開口過程で顆頭が顎関節円板のインターメディエイトバンド（中央狭窄部）にはまり込む際に小さなクリックが生じ、閉口時に再度後方の圧痕に戻る際にもかすかな振動が生じます。顎関節円板は常時介在しているため、閉口運動時に"顎関節の下方からの触診"を行ってもラクセイションクリックで生じるような振動は認められません。

9. エミネンスクリックの顆頭運動（図❾）

エミネンスクリックは、顎関節円板の転位などは生じていない正常な顎関節にみられる

chapter 04 顎関節の診断

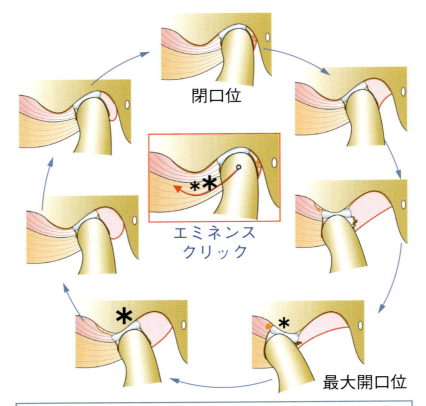

図❾　エミネンスクリックと正常な顆頭運動

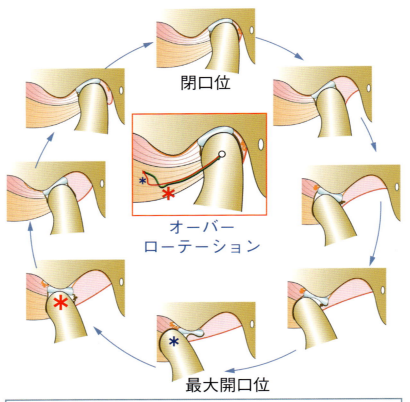

図❿　オーバーローテーション（最大開口位での顎関節円板の後方転位）の顆頭運動
＊：リダクションクリック　＊＊：ラクセイションクリック

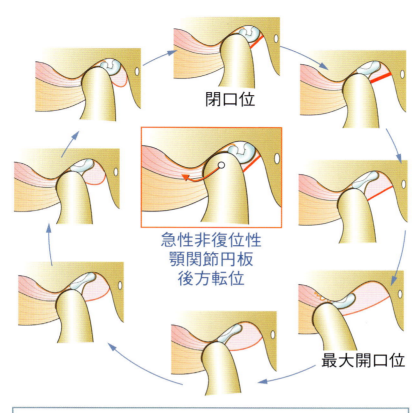

図⓫　急性非復位性顎関節円板後方転位の顆頭運動

関節音です。したがって、顆頭運動経路にも異常は認められません。開口時の関節結節を越えて大きく運動経路が変化する際に低いクリックが生じ、閉口時には閉口筋の作用により関節結節を越える速度が速くなるため、開口時よりも大きなクリックが生じます。閉口筋が発達しているケースでは、開閉口時の顎関節に加わる上方への圧が大きくなるため、とくに閉口時のクリック音が大きくなります。

10. オーバーローテーション（復位性顎関節円板後方転位）の顆頭運動（図⓰）

オーバーローテーション（復位性顎関節円板後方転位；Ⅲa型）の病態は、復位が得られる顎関節の前方脱臼の状態です。最大開口位で顆頭がアンテリアバンド（顎関節円板前方肥厚部）を越えて顎関節円板の後方転位が生じることによって小さなラクセイションクリックが発生し、顆頭は外側翼突筋上頭に乗り上げて圧迫している状態です。最大開口位

からの閉口初期には、一旦ひっかかりが生じて閉口しにくい状態になりますが、その後に顎関節円板が復位する際には顕著で大きなリダクションクリックが発生します。

11. 非復位性顎関節円板後方転位の顆頭運動（図⓫）

非復位性顎関節円板後方転位（Ⅲb型）では、顆頭が外側翼突筋上頭を下方から突き上げた状態で圧迫しており、開口時と咬合時のいずれも顎関節部に強度の疼痛が発現します。閉口時に下顎は健側へ偏位しており、患側顆頭は前方へ押し出されて患側の上下顎臼歯部は離開し、健側犬歯部付近のみ咬合接触が認められます。最大開口が可能で、MRIの矢状断面画像で確定診断できます。急性期であれは、chapter13で示す顎関節円板後方転位に対するマニピュレーションテクニックによって比較的容易に顎関節円板を復位させることができます。

chapter 04 顎関節の診断

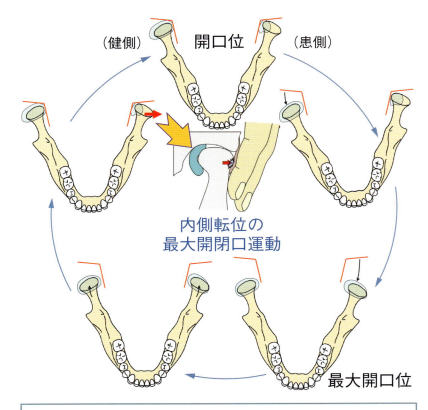

図⓬　顎関節円板内側転位の顆頭運動

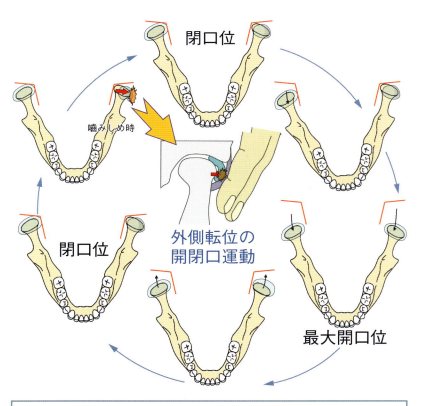

図⓭　顎関節円板外側転位の顆頭運動

12. 顎関節円板内側転位の顆頭運動（図⑫）

　顎関節円板内側転位では、開口初期に患側で顕著な滑走遅延が生じますが、開口中期には顆頭が円板の位置する内側へ移動して円板に乗り上げると、クリックは生じることなく急速に前方滑走し、その後は円滑にエミネンスを越えて最大開口位にまで達します。閉口時には両側顆頭がほぼ均等に後方へ滑走しますが、閉口末期の咬頭嵌合位付近で円板が再度内側へ転位するのに伴い、"側方からの触診"で患側顆頭がわずかに外側へ、健側顆頭は内側へ移動するのが触知できる場合があります。この臨床診断のもとで、MRIの前頭断面画像により確定診断します。

13. 顎関節円板外側転位の顆頭運動（図⑬）

　顎関節円板外側転位では、開口初期に患側でわずかに滑走遅延が生じますが、その後はクリックを生じることなく円板が復位し、円滑にエミネンスを越えて最大開口位まで達します。閉口運動時には両側顆頭がほぼ均等に後方へ滑走しますが、咬頭嵌合位付近で顎関節円板が再度外側へ転位してきます。軽く閉口した状態からしっかりと噛みしめると、患側顆頭の外側関節下結節部の上方から顎関節円板が外側に押し出されてくるのが触知でき、これによって的確に臨床診断できます。MRI検査の閉口時にはこの特徴を認識し、患者さんがしっかりと噛みしめた状態で撮像した前頭断面画像により、適正な確定診断が可能になります。

○　　　○　　　○

　以上、顎関節の病態診断を行ううえで、基本となる13種類の状態を示しました。実際の臨床では、初診時から治療過程、経過観察、予後評価まで継続してこれらの診断を行い、さらにその病態の度合いや進行状況の診断も行う必要があります。つまり、下顎頭の形態、関節隆起の形態、顎関節円板自体の形態と位置、さらに円板前方停止線維上葉・下葉、円板後部組織上部・下部、円板内側と外側の停止線維、外側靱帯、これらの状態を評価し、咀嚼系筋群や咬合との機能的調和を把握していることが大切です。これは、顎関節症の治療にあたってはもちろんのこと、補綴や歯科矯正などの歯列の再構築を行ってLongevityを達成するうえで極めて重要だと言えます。

【参考文献】

1）一般社団法人日本顎関節学会（編）：新編 顎関節症. 永末書店，京都，2013.
2）一般社団法人日本顎関節学会：「顎関節症の概念(2013年)」「顎関節症と鑑別を要する疾患あるいは障害(2014年)」「顎関節・咀嚼筋の疾患あるいは障害(2014年)」および「顎関節症の病態分類（2013年）」の公表にあたって. 26(2)：40-45，日顎誌，2014.
3）井出吉信，小出 馨（編）：チェアサイドで行う顎機能検査のための基本機能解剖. 医歯薬出版，東京，2023.
4）小出 馨（編）：臨床機能咬合学 咬合の7要素によるオクルージョンの臨床. 医歯薬出版，東京，2022.
5）小出 馨，内田剛也：知っておきたい顎関節症の診断と治療. 1. 顎関節症の診断と治療，2. 関節円板前方転位症例に必要な保護接触，デンタルダイヤモンド，42(15)：25-54，デンタルダイヤモンド社，2017.
6）小出 馨，水橋 史：咬合・顎関節を守る〜口の周囲の筋トレも含めて〜. 特集 スポーツにおける歯科の重要性〜スポーツ歯学の現場からの提言〜，歯科医療2018特集，第一歯科出版，44-58，2018.

小出 馨　小出勝義　渡辺正宣　浅野栄一朗
小出勝典　小出 耀

chapter 05 咬合採得

咬合採得で迷っていませんか
下顎安静位の安定性と中心位への適正な誘導

　咬合採得は、咬頭嵌合位を構成する下顎位を三次元的に決定する作業で、患者さんの顎口腔系と調和した治療を行ううえで極めて重要です。従来、歯科医学教育で教えられてきた咬合採得の3要素は、①下顎安静位、②安静空隙、そして③顆頭安定位であり、咬合採得の手順は咬合高径をまず決定し、次いで水平的顎位を決定します（図❶）。これは確かに理論的な基本ですが、実際の咬合採得ではこの基本どおりにうまくはいかず、再現性も低いのです。そこで上記の咬合採得の3要素ごとにその特性を理解し、実際の臨床で的確に咬合採得を行える実践的な採得法を示します。

▬ 下顎安静位の安定性

　下顎安静位は、「上体を起こした状態での安静時の下顎位」と定義されますが、この下顎安静位の安定性は決して高いものではありません。姿勢などにより大きく影響を受けて、本来の位置よりも垂直顎間距離で4mm程度まで容易に増加します。したがって、従来行われてきた方法で下顎安静位を求め、そこから安静空隙量の平均値2mmを減じて求めた咬合高径で中心咬合位を構成すると、実際はほとんどのケースで患者さんにとって高すぎます。

　頭位を自然頭位よりも後屈させると、本来の下顎安静位よりも、その後屈の度合いに応

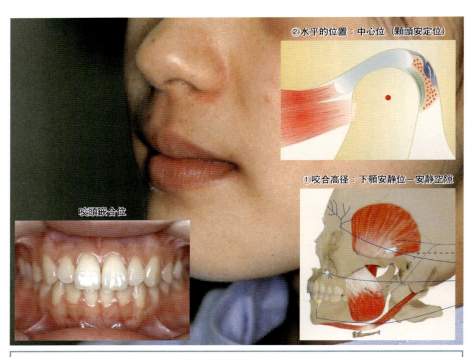

図❶　基本的な咬合採得の手順。まず①筋により咬合高径を決定し、次いで②顎関節により水平的顎位を決定する

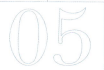

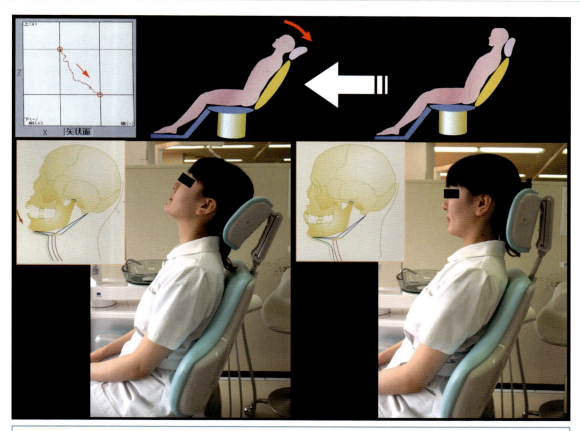

図❷　ヘッドレスト（頭位）を30°後屈させると、咬合高径は平均約3.2mm増加する

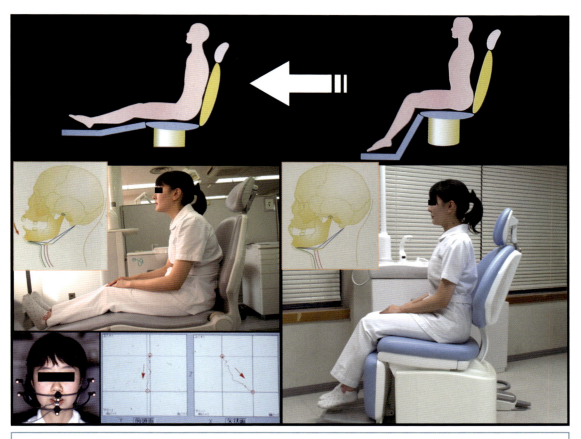

図❸　治療椅子の足おれがないと、咬合高径は平均約1.3mm増加する

chapter 05 咬合採得

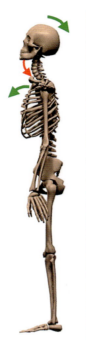
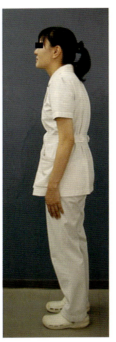
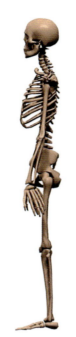
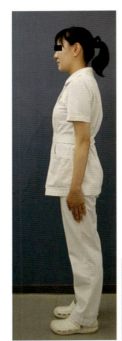

図❹ 呼吸器系によるベンチレーションの影響（踏み台50回昇降負荷試験前後）で咬合高径は平均で約1.8mm増加する

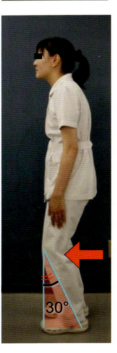
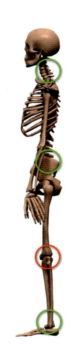
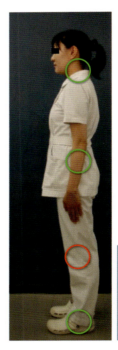

図❺ 姿勢維持に関与する筋骨格系の障害により咬合高径は増加する。膝を30°前傾させた状態を維持すると咬合高径が平均で約2.8mm増加

じて1〜4mm程度咬合高径が増大します。このように下顎安静位の垂直顎間距離を増加させる直接の因子として、舌骨上筋群、舌骨下筋群、広頸筋、前頸部皮膚等の伸展による張力が挙げられます。したがって、臨床にあたっては下顎安静位に影響を及ぼす以下の要素について十分に理解しておく必要があります。

1．ヘッドレストの設定角度の影響（図❷）

ヘッドレストを30°後屈させると、咬合高径は平均で約3.2mm増加します。

2．治療椅子の足おれ可否の影響（図❸）

治療椅子の足おれがないと、咬合高径は平均で約1.3mm増加します。

3．呼吸器系障害の影響（図❹）

運動した後で息が上がっていたり、呼吸器系に障害があって「ハーハー」いっている状態では、咬合高径はその度合いに応じて増加します。踏み台50回昇降負荷後には、咬合

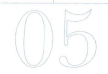

高径が平均で約1.8mm増加します。

4．身長の影響

　身長が低い方は普段から姿勢がよく、頭位も少し上向き加減で、安静空隙は通常比較的大きいです。

5．姿勢維持に関与する筋骨格系障害の影響（図❺）

　ヒトは、足、膝、腰、首など姿勢維持の要となる各部のいずれかに疼痛などの問題があると、その部位を屈曲させてかばう姿勢をとります。こうして問題のある部位1ヵ所をかばって屈曲させると、体の各部はいずれもわずかに屈曲した状態で姿勢を維持することになり、その人の普段の体形になっていきます。

　膝を30°前傾させた屈曲状態を維持して楽な姿勢をとってもらうと、咬合高径が平均で約2.8mm増加します。

　このように下顎安静位はさまざまな要素に影響されるため、従来法により下顎安静位を基準に咬合採得を行うと、ほとんどのケースで高すぎる下顎位に咬合高径を決定してしまうことになります。このように高すぎますと、上下顎ともインプラントのフルブリッジの患者さんであれば、何とか早く外してほしいと強く訴えてこられます。総義歯はご自分で外せるのでまだよいのですが、"ポケットデンチャー"になってしまいます。

適正な垂直的下顎位の求め方

　これに対して、私たちは実際の臨床において「いわゆる下顎安静位」と「安静空隙量の平均値」は利用せず、以下に示すように「閉口時口唇接触位」と「上唇の診断から決定した患者固有の安静空隙量」を基準として咬合高径を決定し、25年来良好な臨床成績が得られていますので、そのポイントを紹介します。

　つまり、まず自然頭位で開口状態から閉口してもらい、上下の口唇が均等に触れた位置で鼻下点とオトガイ点間距離を計測します。

臨床で有効な咬合高径決定のポイント（図❻❼）

①いわゆる下顎安静位は安定性に欠けるため、実際の臨床では咬合高径決定の基準にはならない。

②咬合高径の決定には、"上下の口唇の長さ"、"上唇の厚み"と"上唇赤唇部の面積"を基準にする。

③手順は、はじめに適正なリップサポートがあることを確認する。無歯顎では上顎の咬合床を装着して行う。

④自然頭位の状態で、上下の口唇を弛緩させる（口唇の力を抜くように促す）。

⑤開口状態から閉口させ、上下の口唇全体が均等に触れる位置をまず求める。

⑥閉口状態から開口させると、高すぎる状態となるので注意する。これは、生体の生理的な恒常性により上下の口唇を伸展させてしまうことと、上下の口唇間の物理的接着力に由来する。

⑦上下の口唇が均等に触れる位置から、患者固有の安静空隙量を減じて、咬合高径を決定する。

⑧患者固有の安静空隙量は、上唇の厚さと上唇赤唇部の面積を基準にして診断し、2.0～4.0mmの範囲で術者が決定する。

　次に次項で示すように、上唇の厚さと赤唇の面積を基準にして術者が安静空隙量を決定し、その分を減じて咬合高径とします。

安静空隙の設定基準（図❼）

　私たちが測定した日本人における安静空隙量の平均値は約2.8mmであり、1.8～3.8mmの範囲で著明な個人差が認められます。これは、"上唇の厚さ"ならびに"上唇赤唇部の面積"と相関があり、上唇が薄く上唇赤唇部の面積が小さい症例では安静空隙量も小さく、上唇が厚く上唇赤唇部の面積が大きい症例では安静空隙量も大きくなります。

chapter 05 咬合採得

臨床で有効な咬合高径の決定基準
咬合高径……閉口時口唇接触位－上唇により決定した安静空隙

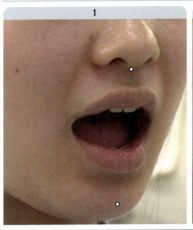 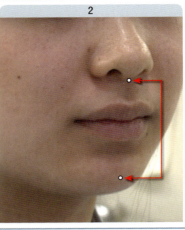 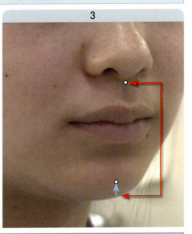

図❻　1．開口位、2．閉口時口唇接触位、3．咬頭嵌合位（安静空隙3.0mm）

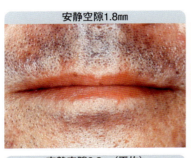 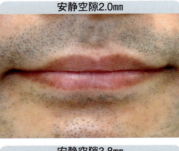 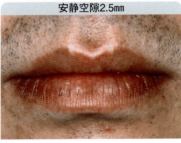

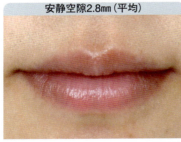 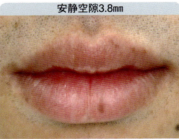 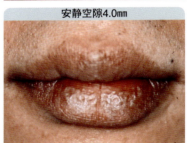

図❼　"上唇の厚みと赤唇の面積"はいずれも安静空隙量と相関している

日本人の安静空隙量（図❼）
安静空隙量：平均約2.8mm（1.8～3.8mm）
- 実際の臨床では、2.0～4.0mmの範囲で上唇を基準にして術者が決定する
- 上唇が薄く、上唇赤唇部の面積が特に小さい症例：2.0mm
- 上唇が厚く、上唇赤唇部の面積が特に大きい症例：4.0mm
- 下唇は安静空隙量の診断基準にならないので要注意

　安静空隙が3.8mmの患者さんに、従来提唱されていた平均値の2.0mmの安静空隙を設定しますと、安静空隙の分だけで約1.8mmも高すぎる咬合構成をしたことになります。

　臨床では、患者さん一人ひとりみな異なる固有の顎口腔系と調和させて咬合構成を行うことが大切です。したがって、個人差が大きく平均値では対応できない安静空隙に関しては、この上唇の厚さと赤唇の面積による安静空隙の診断は極めて重要です。

　なお、下唇の厚さと下唇赤唇部の面積は、

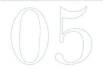
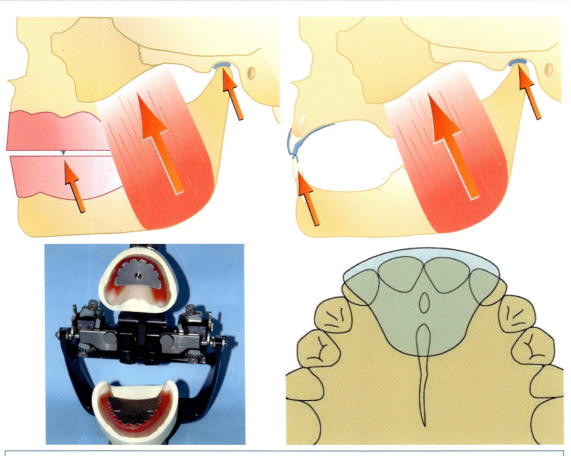

図❽　クラッチ（ゴシックアーチ・トレーサー）を用いる方法（左）とアンテリアジグを用いる方法（右）

上顎前歯に対する下顎前歯の位置、すなわちオーバーバイトやオーバージェットと関連性が高く、安静空隙量と相関していないので、診断にあたってはこの点に注意しなければなりません。下顎前突の方は、主に下唇を使って口腔機能を果たしていますので、下唇が発達して厚さも面積も大きくなっています。

顎頭安定位における力の分散

　水平的な顎位は顎関節により決定される顎頭安定位（中心位）が基準となり、前項で示したように側頭骨関節窩（下顎窩）と関節結節に対して下顎骨の下顎頭が関節円板を介して適合した位置です。その際、下顎頭が関節窩の最上前方位に位置し、関節円板にはほとんど変形が生じておらず、下顎骨に加わった力が関節円板を介して、最も広い範囲で側頭骨と下顎骨の顎関節構成部分に伝達されます。この状態で力の分散が最も効率よく行われ、局所へのメカニカルストレス（力学的負荷）の集中が最小となるため、顎頭安定位は生理的に最も大きな力に抵抗できる顎頭位であり、この位置が咬頭嵌合位と一致していることが臨床では重要です。

顎頭安定位への誘導法

　顎頭安定位（中心位）への適切な誘導法として、従来からクラッチを用いる方法とアンテリアジグを用いる方法が推奨されています。また、いわゆるDawsonテクニックには異論を唱える方もおられますが、臨床上下顎位と咬合の診断にとても有効なので十分に要点を理解し、しっかりと修得しておく必要があります。

1．クラッチを用いる方法（図❽左）

　有床義歯や上下顎インプラント支台のフルブリッジなどには、クラッチ（ゴシックアーチ・トレーサー）が有効です。ゴシッ

クアーチ・トレーサーの組み込みのポイントは、左右の顎関節へ均等に圧が加わり、クラッチの安定も保てるように、描記板は咬合平面と一致させ、スタイラスは顎堤の中央に設置します。

2．アンテリアジグを用いる方法（図❽右）

全顎的クラウンブリッジ症例にはアンテリアジグが有効です。注意点としては、咬頭嵌合位を構成する顆頭安定位（中心位）のチェックバイト採得時には、咬合高径を変化（挙上）させずに記録することが大切です。

3．Dawsonテクニック（bilateral manipuration technique）（図❾）

いわゆるDawsonテクニックに対して、近年一般には顆頭安定位への適正な誘導が困難であるとの見解があります。しかし、以下に示す12項目に留意して施行すれば十分に臨床応用が可能であり、初診時の咬合診査や採得する顎位の確認など、臨床上極めて有効な方法であると私たちは評価しています。

Dawsonテクニック施行時の注意点12項目（図❾）

①まず閉口筋によるベクトルの総和、すなわち咬筋浅部の走行方向にほぼ一致して閉口力が作用するイメージを明確にもつことが大切。そのうえではじめて術者の手指により適正な方向へ力を加えることができる。

②頭位はわずかに後屈させて舌骨上・下筋群を伸展させる。頭位の前屈状態では前頸部が干渉となり、適正な誘導はできない。

③②で頭位をわずかに後屈させ、患者体位も水平位では顆頭が後方へ牽引されるので、下顎角部を小指で抱え込んで適正な方向へ引き上げるように力を加える。

④オトガイ部正中で左右の拇指を揃え、左右の顎関節へ均等に力を配分する。術者の手が小さくて指が届かない場合は、③の下顎角部を小指で抱え込むほうを優先する。

⑤オトガイ部を指でつままない。つまむと下

顎を誘導しやすくなるが、人差し指と一緒に中指や薬指まで伸びてしまい、次の⑥に対応できず下顎を後退させてしまう。

⑥下顎骨下縁内側に指をかけないように注意する。舌骨上筋群を刺激して下顎を後退させてしまう。

⑦患者さんの頭部を確実に固定する。上下顎歯列を直視するには、頭部を術者の左腕と左側体側部で抱え込んで確実に頭部を固定する。

⑧頭部を術者の左腕と左側体側部で抱え込む場合は、通常左手で加える力が右手よりも強くなるため、下顎を右側へ引き寄せて偏位させやすいので十分に注意する。

⑨また、頭部を術者の左腕と左側体側部で抱え込む場合、閉口角度も下顎を右側へ偏位させやすいので、左右の顆頭を結ぶ仮想の回転軸を中心とした閉口角度で誘導するよう十分に注意する。

⑩オトガイ部に力を加えずに下顎下縁後部への力だけでは、閉口させる外力として作用するため、開口反射が誘発されて顆頭安定位への誘導が妨げられる。オトガイ部へ添える拇指により開口反射が抑制されて、適正な顆頭安定位への誘導が可能になることを理解していることが大切である。

⑪力の加え方は、下顎下縁後部へ3に対してオトガイ部へ1の比率で力を加えて下顎を把持し、閉口筋によるベクトル総和、すなわち咬筋浅部の走行方向にほぼ一致する適正な方向に力を加えながら閉口させる。

⑫咬合接触は2回までとする。早期接触があると、3回目以降の接触で患者さんは早期接触部位を避けようとして著明に顎位を偏位させるので注意しなければならない。

顆頭安定位（中心位）の安定性に影響を及ぼす因子

上記の方法で顆頭安定位（中心位）を求めることができますが、その安定性は決して高

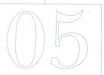

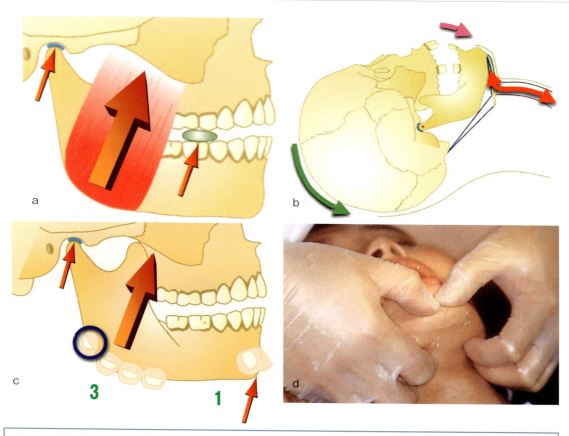

図❾　a：閉口筋によるベクトル総和のイメージをもつ。b：頭位はわずかに後屈させて舌骨上・下筋群を伸展させる。c：下顎角部を小指で抱え込み、下顎下縁後部3に対してオトガイ部1の比率で適正な方向へ力を加える。d：下顎を右側へ引き寄せて偏位させやすいので十分に注意する

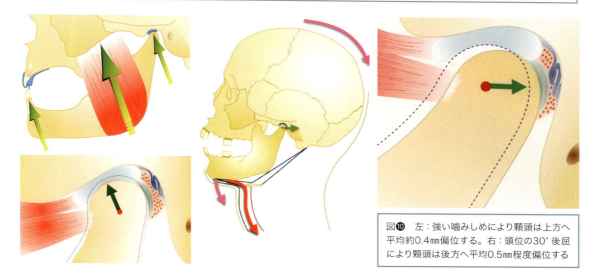

図❿　左：強い噛みしめにより顆頭は上方へ平均約0.4mm偏位する。右：頭位の30°後屈により顆頭は後方へ平均0.5mm程度偏位する

いものではないことを臨床にあたり十分認識しておく必要があります。chapter16にも精細に示しましたが、顆頭安定位には、咀嚼筋や前頸筋、表情筋の活動、体位や頭位などが大きく影響を及ぼすため、これらの因子について知ることは治療を的確に行ううえで不可欠です。

1．強い噛みしめによる影響（図❿）

関節円板は粘弾性を示すため、咬合採得時の強い噛みしめにより顆頭は上方へ平均0.4mm程度偏位します。この生体現象を理解していれば、あまり強く噛みしめないように患者さんに促すことで顆頭の偏位を回避できます。

chapter 05 咬合採得

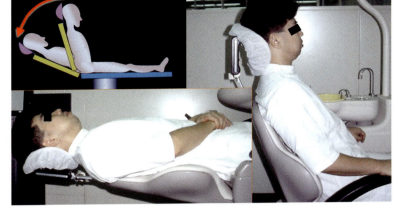
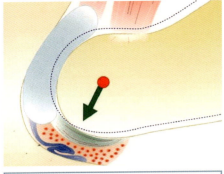

図⓫　体位を水平位にすると顆頭は後方へ0.9〜1.3mm程度偏位する

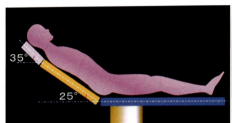
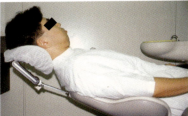
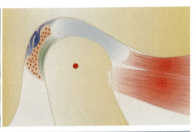

図⓬　背もたれ25°、ヘッドレスト35°に設定し、頭位をわずかに前屈させると顆頭の後方偏位をある程度抑制できる

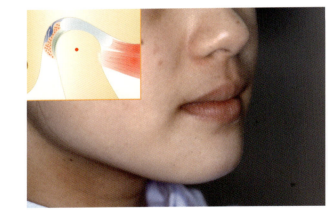
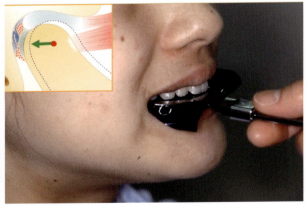
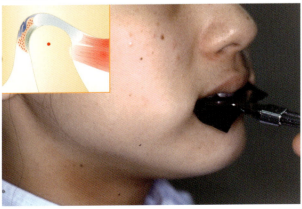
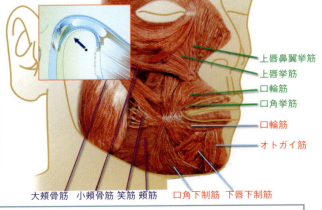

図⓭　咬合紙ホルダーを口腔内に挿入すると、逃避反射等により表情筋が緊張して顆頭は後方へ偏位する。口唇に触れながら力を抜くように促せば後方偏位を防止できる

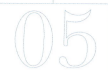

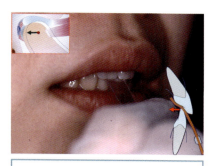

図⓮　リーフゲージを用いる誘導では後方へ0.35±0.18mm偏位

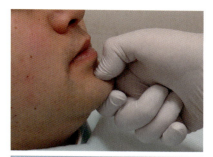

図⓯　サム・オン・チン（拇指誘導法）では後方へ0.32±0.21mm偏位

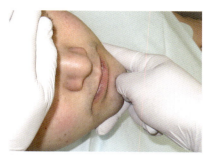

図⓰　スリーフィンガー・テクニックでは後方へ0.44±0.23mm偏位

2．頭位の傾斜による影響（図❿）

　頭位を30°後屈させると顆頭は後方へ平均0.5mm程度偏位します。頭位後屈により顆頭は後退し、外側靱帯によって規制される靱帯位をとりますので、タッピング運動を行わせると顆頭位の再現性が高まり、いかにもよさそうに見えます。しかし、実際は外側靱帯の緩みの度合いに応じて大きく後退しますので、その下顎位では顎機能との調和は図れません。

3．体位の傾斜による影響（図⓫）

　体位を水平位にすると顆頭は後方へ0.9〜1.3mm程度偏位しますので、その分前歯のクラウン装着時には高く、後方臼歯のブリッジ装着時には低くなってしまいます。これも要注意ですが、咬合に関与する治療をすべて患者坐位で行うことは術者の姿勢の点でも困難です。背もたれ25°、ヘッドレスト35°に治療椅子を設定し、頭位をわずかに前屈させることにより、顆頭の後方偏位をある程度抑制できます。詳細な咬合診査は自然頭位で触診も含めて行います（図⓬）。

4．生体の逃避反射による表情筋の影響（図⓭）

　口腔内に咬合紙ホルダーを挿入すると逃避反射により表情筋が緊張し、顆頭は後方へ平均0.5mm程度偏位します。この生体現象に対しては、患者さんの緊張している口唇に触れながら力を抜くように促すことにより、後方への偏位を回避できます。

5．リーフゲージでは？（図⓮）

　リーフゲージを用いると、臼歯部の早期接触を回避できますが、前歯部の早期接触が生じたのと同様の反応が起きます。つまり、顎二腹筋をはじめとする下顎後退筋が緊張して、顆頭は平均0.35mm後方へ偏位します。

6．サム・オン・チン（拇指誘導法）では？（図⓯）

　コーカソイドと比較してモンゴロイドの骨格は、オトガイ部が前方へ突出していないため、サム・オン・チンで誘導すると、顆頭は平均0.32mm後方へ偏位します。

7．スリーフィンガー・テクニックでは？（図⓰）

　下顎下縁部に人示指と中指を添えて下顎を誘導しても、やはり顆頭は平均0.44mm後方へ偏位します。

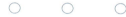

　以上、本章では咬合採得を的確に行ううえで私たちが認識しておかなければならない事項、すなわち顎関節や筋が下顎位とどのように関連しているのか、そして実際に臨床の現場で的確に咬合採得を行うことができる採得法のポイントを示しました。どうぞ実践してください。

【参考文献】

1）小出　馨，西川義昌（編）：補綴臨床別冊／図解　咬合採得．医歯薬出版，東京，2001．
2）小出　馨（編）：臨床機能咬合学　咬合の7要素によるオクルージョンの臨床．医歯薬出版，東京，2022．
3）Yuko Watarai, Fumi Mizuhashi, Toshihide Sato, Kaoru Koide：Highly producible method for determination of occlusal vertical dimension：relationship between measurement of lip contact position with the closed mouth and area of upper prolabium. 2018, article in press, doi.org/10.1016/j.jpor.2018.06.005.

小出　馨　荒川いつか　小出勝義　海老原寛子
早川順満　小出勝典　浅沼直樹

chapter 06 CrBrの咬合①

クラウン・ブリッジ（有歯顎）の咬合ポイント①

咬頭嵌合位（中心咬合位）の接触関係はこれが有利
その違いと効果を熟知して臨床に生かす！

> 本章では、クラウン・ブリッジ（有歯顎）の咬合構成を的確に行ううえで、私たちが熟知しておかなければならない基本的重要事項として、臼歯部における咬頭嵌合位（中心咬合位）の接触関係と臼歯部歯冠形態の連続性について示します。

臼歯部における咬頭嵌合位の接触関係

有歯顎の咬頭嵌合位における咬合接触関係は、機能咬頭頂を対合歯が3つの咬合接触点で抱え込んで保持する3点接触（トリポディズム）が基本で、これにより安定した咬合と下顎位が保たれます。しかしこの3点接触には、咬頭対鼓形空隙の関係（咬頭対辺縁隆線の関係、cusp to ridge）と咬頭対窩の関係（cusp to fossa）の2種類があります。臨床で咬合誘導や咬合構成、また咬合管理を行っていくうえで、以下に示す両者の特徴と利点・欠点を十分に認識していることは、とても重要です。

1. 咬頭対鼓形空隙の関係（咬頭対辺縁隆線の関係、cusp to ridge、1歯対2歯の関係）（図❶）

咬頭対鼓形空隙の関係は、上顎臼歯に対しては近心側の上部鼓形空隙（オクルーザル・エンブレジャー）へ、下顎臼歯に対しては遠心側の上部鼓形空隙へ、対合する同名歯の機能咬頭が嵌合する咬合接触関係です。永久歯列への交換過程で、萌出時期の遅延や萌出位置の転位、歯軸の傾斜がある程度生じても、ほぼ正常に歯列が完成するのには有利で、成人の歯列では95％以上にみられます。

これは、1歯対2歯の咬合接触関係であることと、天然歯における隣接面コンタクト部

の豊隆が比較的強くオクルーザル・エンブレジャーが広いため、歯列の上下的連続性をほぼ正常な状態に収めるのにとても適しているからです。このことは歯列矯正治療にあたっても、隣在歯の辺縁隆線の高さが均等になり、歯列の近遠心的連続性が整いやすいという点でも有利に働きます。

しかし、この1歯対2歯の咬合接触関係は、機能咬頭が対合する2歯の辺縁隆線にまたがって咬合接触するため、歯列完成後における歯軸方向への機能圧の伝達には不利で、歯に側方圧が加わりやすい欠点があります。つまり、咀嚼時や噛みしめ時に機能咬頭がクサビ状に働き、対合する2本の歯を離開するように作用します。また、天然歯列で隣接面コンタクト部の豊隆が強くオクルーザル・エンブレジャーが広いことは、食片圧入が生じやすく、歯周組織保全の点では不利です。

また、下顎の側方運動時には、上下の歯の前後的位置関係と下顎の側方運動路との関係から、早期にグループファンクションド・オクルージョンへ移行するケースが多くみられます。

2. 咬頭対窩の関係（cusp to fossa、1歯対1歯の関係）（図❷）

咬頭対窩の関係は、下顎8つ、上顎6つのすべての機能咬頭が対合する同名歯の窩に嵌合する咬合接触関係です。天然歯列で全顎に

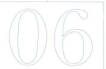

咬頭対鼓形空隙の関係（cusp to ridge）

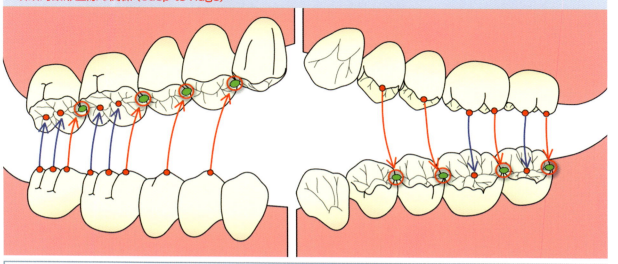

図❶ 上顎では近心の、下顎では遠心の辺縁隆線部それぞれ4ヵ所すべてに、対合する同名歯の機能咬頭が嵌合する。1歯対2歯の関係なので、乳歯列から永久歯列への交換過程で正常に歯列が排列しやすい点で有利である。また、歯列矯正治療に際しても歯列が整いやすい。しかし、歯に側方力が加わりやすく、歯間部にも食片がはさまりやすいのが欠点

咬頭対窩の関係（cusp to fossa）

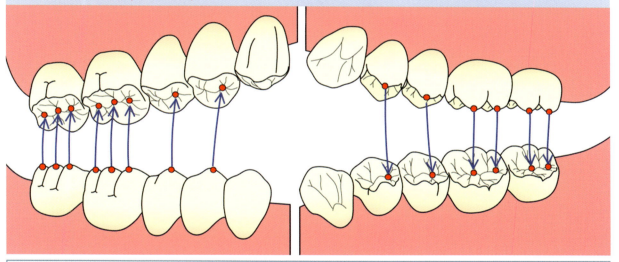

図❷ 咬頭対窩の関係。下顎8つ、上顎6つのすべての機能咬頭が対合する同名歯の窩に嵌合する。1歯対1歯の関係なので、歯軸方向への機能圧伝達および歯間部に食片がはさまりにくいのが利点なので、歯冠修復には有利

わたる理想的なこの咬頭対窩の咬合接触関係は3％程度しかみられません。これは、永久歯列への交換過程で萌出時期の遅延や萌出位置の転位などが生じると、1歯対1歯の咬合接触関係であるため1歯ずつばらばらに嵌合し、臼歯部の連続した正常歯列の完成が困難になるからです。

しかし、いったん完成した永久歯列に対して歯冠修復する際に選択する咬合接触関係としては、より望ましいといえます。1歯対1歯の咬合関係のため、歯軸方向への機能圧伝達に有利で側方圧を抑制しますので、支持組織へ機能圧を適正に配分させやすい利点があります。上部鼓形空隙での咬合接触がないため、歯間部への食片圧入が生じにくいのも利点です。また、隣在歯の辺縁隆線を近接させて上部鼓形空隙を小さくすることが容易にできるため、更に食片圧入が抑制されて歯周組

chapter 06 CrBrの咬合①

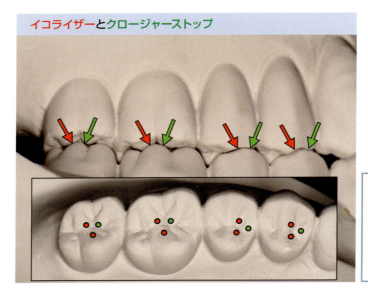

図❸ 咬頭対窩の関係（cusp to fossa）におけるイコライザーとクロージャーストップの設定。中央裂溝に近接した位置で対合する機能咬頭を3点で抱え込み、三次元的に安定した咬頭嵌合位を構成する。咬合接触点の上下的位置は、いずれもほぼ同じ位置にする

織保全の点で有利な構成が可能です。

この咬頭を窩に嵌合させて咬頭嵌合位を構成する際に、イコライザーを的確に付与しやすいことも臨床上とても有利なことです（図❸）。これにより顎関節が保護されるとともに、嵌合位の前後的位置づけが明確になり、三次元的に長期安定した咬頭嵌合位を構築できます。

咬合接触点の設定位置は、上下顎ともなるべく中央裂溝へ近接させ、3点接触の上下的位置は上下顎の機能咬頭に対してそれぞれほぼ同じ高さに設定します。これにより、的確な歯軸方向への力の伝達と、ディスクルージョン量の適正な設定が可能となり、食品溢出効果と食品破砕能が高く、咬頭干渉の生じにくい歯列構築が達成できます。

臼歯の形態的連続性20項目

ここでは臼歯歯冠部の補綴装置製作基準となる形態的連続性の基本的事項を示します。歯列の再構成では、もちろん天然歯の形態を参考にしますが、単なる天然歯の模倣だけでは不規則な形態の連続になりやすく、長期的な歯列の保全が困難な状態に陥りやすいのです。

実際の臨床では、歯根の位置、歯軸、骨吸収の程度、歯肉や欠損部歯槽の形態、更にインプラントの埋入位置と埋入角度等により補綴装置の形態が規制されるケースもあるため、その症例におけるエンドポイント（具体的な治療目標）が見えにくく、一般には天然歯列の平均値や歯科医師と歯科技工士各々の勘に頼らざるを得ない場合がほとんどです。

歯科医師も歯科技工士も臼歯部の連続性に不調和があった場合、注意して観察すれば通常誰もが違和感を覚えるものですが、実際に症例ごとの限られた条件のなかで具体的に問題点を抽出し、最も理想的で調和した状態に歯列をまとめ上げることは困難です。

その際には、以下に示す「臼歯の形態的連続性20項目」ごとに分析する方法が、単純なようですがとても有効です。各項目ごとに1つ1つ確認していくことにより、その症例におけるエンドポイントが整然と示されてきます。そして、治療の具体的なまとめ方が明確になり、誰でも盛り込むべき因子がもれることのない、最も予知性の高い治療に近づけることができます。

そして、この方法で歯列の分析を十数回行っていると、単に違和感を覚えるだけでなく、瞬時に具体的な問題点を抽出できる能力が身についてきます。

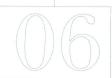

臼歯の形態的連続性20項目

❶ 頬側咬頭頂の頬舌的位置の近遠心的連続性
❷ 舌側咬頭頂の頬舌的位置の近遠心的連続性
❸ 中央裂溝の頬舌的位置の近遠心的連続性
❹ 頬側咬頭の高さの近遠心的連続性
❺ 舌側咬頭の高さの近遠心的連続性
❻ 頬側咬頭頂と舌側咬頭頂の上下的位置関係
❼ 頬面の近遠心的連続性
❽ 舌面の近遠心的連続性
❾ 頬側鼓形空隙の入射角度の均一性
❿ 舌側鼓形空隙の入射角度の均一性
⓫ 中央窩・小窩の深さの均一性
⓬ プロキシマルコンタクトの頬舌的位置の連続性
⓭ プロキシマルコンタクトの上下的位置の連続性
⓮ グルーブの深さと方向の均一性
⓯ 辺縁隆線の高さの均一性
⓰ 三角隆線の高さの均一性
⓱ 頬側近遠心稜線の連続性
⓲ 頬側外形隆線（FCR）の近遠心的連続性
⓳ 歯頸側豊隆（マージナルカウンタリングクレスト）と歯頸線の位置の近遠心的連続性
⓴ 咬合接触点の高さの均一性

① 頬側咬頭頂の頬舌的位置の近遠心的連続性

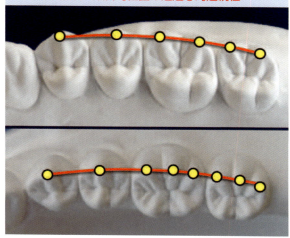

② 舌側咬頭頂の頬舌的位置の近遠心的連続性

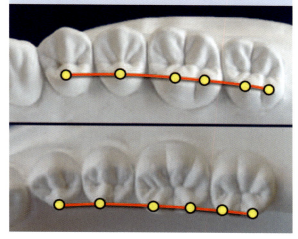

③ 中央裂溝の頬舌的位置の近遠心的連続性

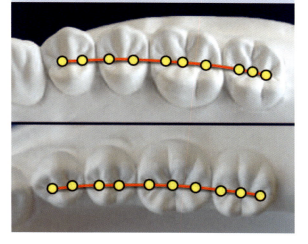

chapter 06 CrBrの咬合①

④ 頬側咬頭の高さの近遠心的連続性：a

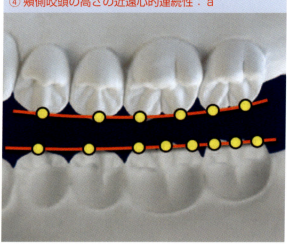

頬側咬頭の高さの近遠心的連続性は、矢状のSpee彎曲やMonson球面を参考に分析し設定する。ディスクルージョン量、咬頭干渉、咀嚼時の頬側からの食物移送などに影響を及ぼす

④ 頬側咬頭の高さの近遠心的連続性：b

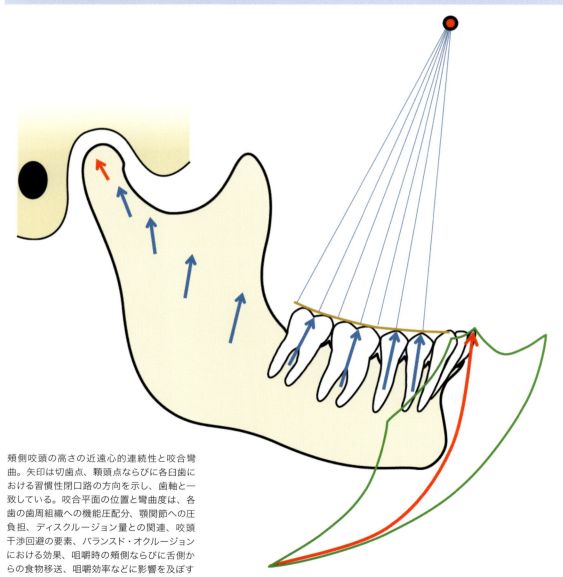

頬側咬頭の高さの近遠心的連続性と咬合彎曲。矢印は切歯点、顆頭点ならびに各臼歯における習慣性閉口路の方向を示し、歯軸と一致している。咬合平面の位置と彎曲度は、各歯の歯周組織への機能圧配分、顎関節への圧負担、ディスクルージョン量との関連、咬頭干渉回避の要素、バランスド・オクルージョンにおける効果、咀嚼時の頬側ならびに舌側からの食物移送、咀嚼効率などに影響を及ぼす

⑤ 舌側咬頭の高さの近遠心的連続性

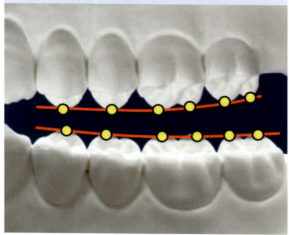

舌側咬頭の高さの近遠心的連続性は、ディスクルージョン量、咬頭干渉、咀嚼時の舌側からの食物移送などに影響を及ぼす

⑥ 頬側咬頭頂と舌側咬頭頂の上下的位置関係：a

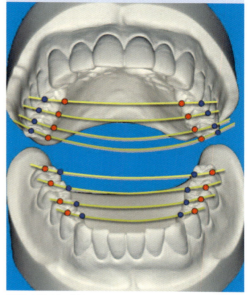

頬側咬頭頂と舌側咬頭頂の上下的位置関係は、側方のWilson彎曲やMonson球面を参考に分析し設定する。上顎第1小臼歯は側方彎曲を示さず複根をもつことにより、犬歯が咬耗した時点で側方ガイドに加わる条件を備えている

⑥ 頬側咬頭頂と舌側咬頭頂の上下的位置関係：b

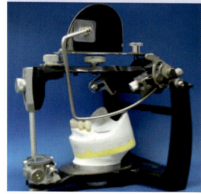
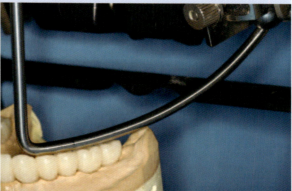
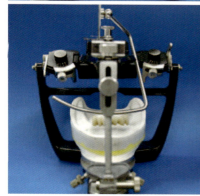
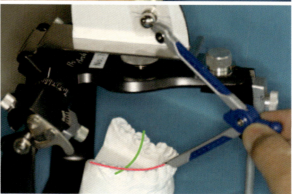

プロアーチ・オクルーザルプレーンアナライザーによる咬合平面の位置と彎曲度の設定。矢状のSpee彎曲、側方のWillson彎曲、篩骨鶏冠付近に中心をもつ半径4インチのMonson球面を参考にして分析し、設定する

chapter 06 CrBrの咬合①

⑦ 頰面の近遠心的連続性

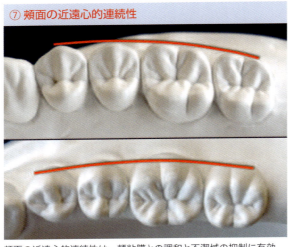

頰面の近遠心的連続性は、頰粘膜との調和と不潔域の抑制に有効

⑧ 舌面の近遠心的連続性

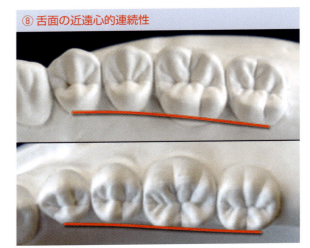

舌面の近遠心的連続性は、舌房との調和と不潔域の抑制に有効

⑨ 頰側鼓形空隙の入射角度の均一性

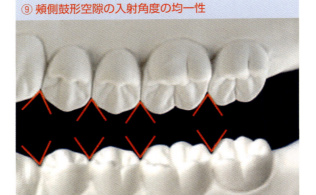

隣接歯の入射角度を均一に設定することにより、頰側鼓形空隙の不潔域を最小限に抑制する

⑩ 舌側鼓形空隙の入射角度の均一性

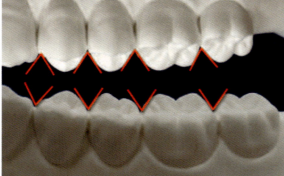

隣接歯の入射角度を均一に設定することにより、舌側鼓形空隙の不潔域を最小限に抑制する

⑪ 中央窩・小窩の深さの均一性

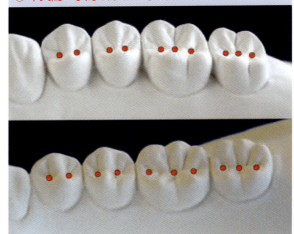

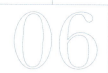

⑫ プロキシマルコンタクトの頬舌的位置の連続性

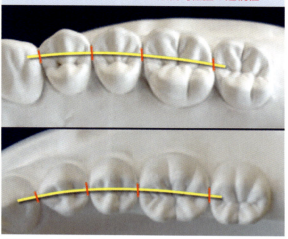

隣接面コンタクト（プロキシマルコンタクト）の頬舌的位置が連続していることにより、1本の歯に加わった近遠心的機能圧が隣在歯にも効果的に分散される

⑬ プロキシマルコンタクトの上下的位置の連続性

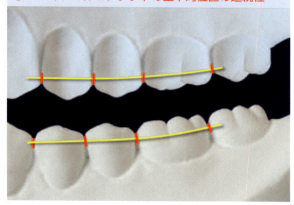

プロキシマルコンタクトの上下的位置が連続していることにより、1本の歯に加わった近遠心的機能圧が隣在歯にも効果的に分散される

⑭ グルーブの深さと方向の均一性

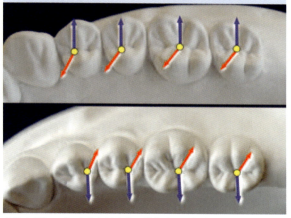

各歯のグルーブの方向を対合歯の機能咬頭の側方限界運動路と一致させて構成することにより、咬頭干渉を避け、適正なディスクルージョン量と食品溢出の設定を行う

⑮ 辺縁隆線の高さの均一性

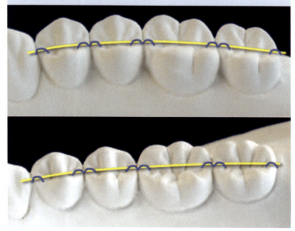

隣接する辺縁隆線の高さを等高にしてオクルーザル・エンブレジャーを小さくすることにより、食片圧入を抑制する

⑯ 三角隆線の高さの均一性

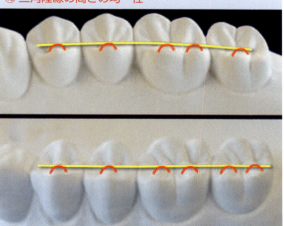

chapter 06 CrBrの咬合①

⑰ 頬側近遠心稜線の連続性

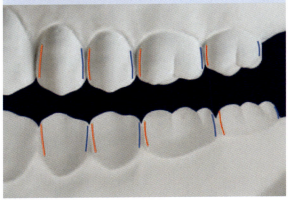

近心と遠心の稜線をそれぞれ連続的に移行させることにより、不潔域の抑制を図る

⑱ 頬側外形隆線（FCR）の近遠心的連続性

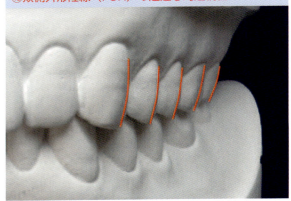

後方へ向かうにつれて頬側外形隆線（FCR）の歯頸部を徐々に張り出すように設定し、頬粘膜と調和させる。これにより頬側から咬合面への食品移送も適正に行える

⑲ 歯頸側豊隆（マージナルカウンタリングクレスト）と歯頸線の位置の近遠心的連続性

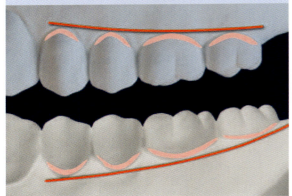

歯頸側豊隆（マージナルカウンタリングクレスト）と歯頸線の位置を近遠心的に連続させることにより、頬側歯槽から咬頭頂への適正な移行形態が得られ、自浄性が高まる

⑳ 咬合接触点の高さの均一性

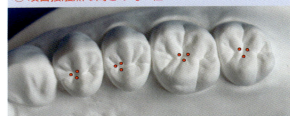

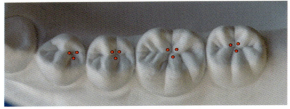

中央裂溝に近接した位置で対合する機能咬頭を3点で抱え込み、三次元的に安定した咬頭嵌合位を構築する。結果的に咬合接触点の上下的位置は、いずれもほぼ同じ位置となる

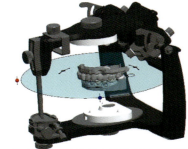

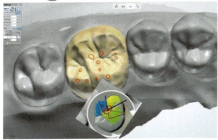

バーチャルプロアーチによる咬合再構成

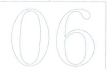

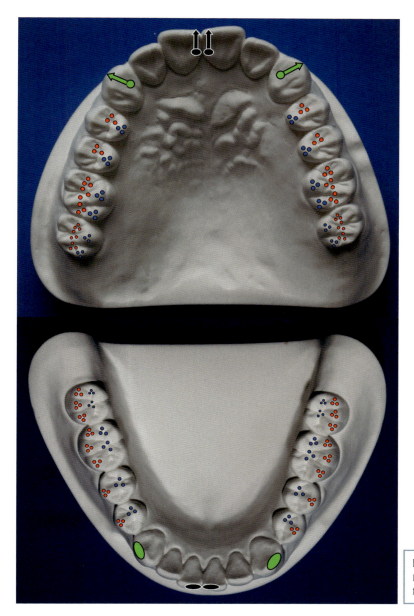

図❹ 咬頭対窩の関係（cusp to fossa、1歯対1歯の関係）における上・下顎の咬合接触状態

abc と abbc の違い

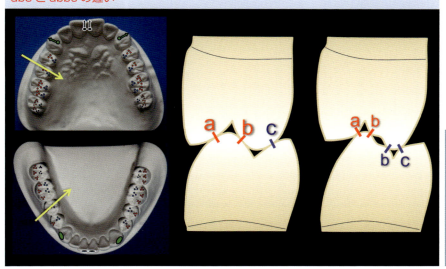

図❺ a：3点接触を中央裂孔に近接させ abbc コンタクトの形で構成する。非機能咬頭の内斜面は展開角を広げ、上下の機能咬頭間に食品の溢出する間隙を設ける。偏心位におけるディスクルージョン量と食品溢出のコントロールがより確実に行える。b：作業側。c：平衡側

chapter 06 CrBrの咬合①

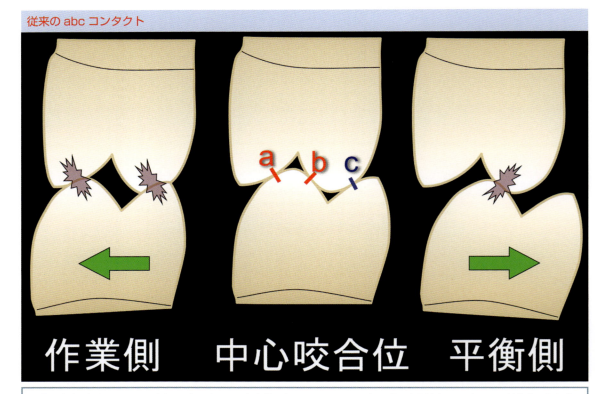

図❻ 中央：従来のabcコンタクトの与え方では、偏心位におけるディスクルージョン量と食品溢出のコントロールが十分に行えず、咬頭干渉や機能時の負担増大を招きやすい。左：作業側。右：平衡側

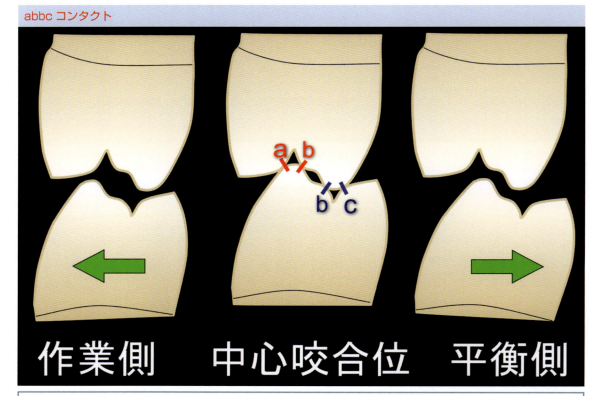

図❼ 中央：3点接触を中央裂溝に近接させabbcコンタクトの形で構成する。非機能咬頭の内斜面は展開角を広げ、上下の機能咬頭間に食品の溢出する間隙を設ける。偏心位におけるディスクルージョン量と食品溢出のコントロールがより確実に行える。左：作業側。右：平衡側

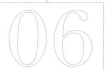

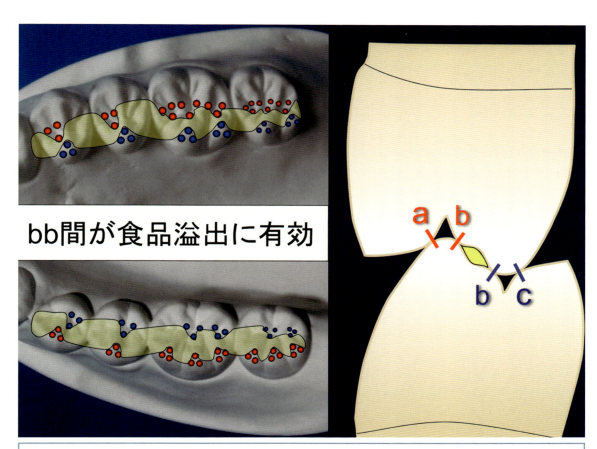

図❽ abbcコンタクトでは、bb間が食品溢出に有効な間隙として働く。食品破砕能力の増強と力のコントロールに有効で、支持組織への負担軽減にも繋がる

　全顎にわたる咬頭対窩の咬合接触関係（cusp to fossa、1歯対1歯の関係）を図❹に示します。また、図❺〜❽に示すように、3点接触を中央裂溝に近接させてabbcコンタクトの形で構成し、非機能咬頭内斜面の展開角を広げて上下の機能咬頭間に食品の溢出する間隙を設けると、偏心位におけるディスクルージョン量と食品溢出のコントロールがより確実に行えるようになります。

○　　　○　　　○

　以上、クラウン・ブリッジ（有歯顎）の咬合構成を的確に行うための基本的事項として、臼歯部における中心咬合位の接触関係と臼歯部歯冠形態の連続性について示しました。歯1本の三次元的詳細な形態と歯列全体の連続性をいずれも三次元的に捉える能力を修得するうえで有効です。

【参考文献】
1）小出 馨（編）：臨床機能咬合学 咬合の7要素によるオクルージョンの臨床．医歯薬出版，東京，2022．
2）本多正明：歯列安定に大切なガイドライン—歯科臨床における咬合の実践的なガイドライン—．日本顎咬合学会，2009．
3）井出吉信，桑田正博，西川義昌（編）：歯科技工別冊／Biological Crown Contour—生体に調和する歯冠形態．医歯薬出版，東京，2008．
4）内藤正裕：内藤正裕の補綴臨床 オーバーロードと向き合う．医歯薬出版，東京，2015．

| 小出 馨 | 近藤敦子 | 小出勝義 | 小出 耀 |
| 星 久雄 | 吉澤和之 | 﨑田竜仁 | 木村義明 |

chapter 07 CrBrの咬合②

クラウン・ブリッジ（有歯顎）の咬合ポイント②
アンテリアガイダンスのこれが的確な構成基準

本章のテーマは、クラウン・ブリッジ（有歯顎）の咬合構成を的確に行ううえで重要な、アンテリアガイダンスの構成基準です。

下顎運動をガイドするのは、左右の顎関節によるポステリアガイダンスと上下顎歯列によるアンテリアガイダンスです。アンテリアガイダンス設定の原則は、機能回復率向上の見地から機能的なあらゆる下顎運動が円滑に行えると同時に、残存組織保全の見地から適正な力のコントロールを図り、力学的負荷（メカニカルロード）を顎口腔系の局所に集中させることなく均等に配分できることです。つまり、左右の顎関節と筋群、更にガイドする歯列にメカニカルロードの集中する部位を生じさせない構成が望ましいのです。

以下に、有歯顎で前方残存歯によりアンテリアガイダンスが構成できる場合の前方ガイドと側方ガイドの的確な構成基準を示します。

クラウン・ブリッジにおける前方ガイドの構成基準

クラウン・ブリッジにおける前方ガイドは、まず咬頭嵌合位（中心咬合位）で上顎前歯舌面が下顎前歯切端部を緩斜面で受け止めることにより、上下顎前歯の歯根膜全体へ広く機能圧を分散できるように設定します（図❶）。

また、いったん最大開口を行った後に急速に閉口しても、顎関節円板後部組織（レトロディスカルティシュ）の二層部静脈叢（AVシャンテ）に充血した血液の排出は、瞬時には生じません。これにより、効果的なショックアブソーバーとして鼓室部の中耳などへの緩衝機能が発揮されます（図❷）。

そのため、クラウン・ブリッジの切歯による前方ガイドの設定では、咬頭嵌合位から前方へ300～400μm程度の自由域を与えることにより、急速閉口時に切歯が急斜面で衝突するのを避けることができます。つまり、咬合構成にあたり咬頭嵌合位で上顎前歯舌面は下顎前歯切端部を緩斜面で受け止め、その位置から前方へ比較的平坦な300～400μm程度の自由域を与えます（図❸）。

その後は、矢状顆路傾斜度と同程度の比較的ゆるやかな角度で前方へ2.0～2.5mm程度を切歯でガイドさせます。この比較的ゆるやかな角度でも、通常ディスクルージョンさせにくい小臼歯が十分咬合離開します（図❹）。

その後、口唇等と調和した位置まで2段階でガイドさせて合計4段階で切端咬合位に至ります。この上顎前歯切縁の位置は、リップサポートの要素や機能的下唇閉鎖路と調和する位置、更に微笑時の下唇の示すスマイリングラインに対する審美的位置関係により決定します。また、切端咬合位までの4段階でのガイドは、口唇や舌と調和する切端部の適正な厚さと丸みを確保し、チッピングを防止する効果も発揮します（図❺❻）。

以上がクラウン・ブリッジにおける前方ガイドの構成基準です。しかし、咬頭嵌合位か

07

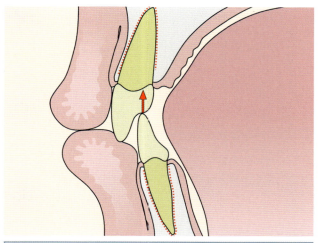

図❶ 咬頭嵌合位では、上顎前歯舌面が下顎前歯切端部を緩斜面で受け止め、上下顎前歯の歯根膜全体へ機能圧を分散する

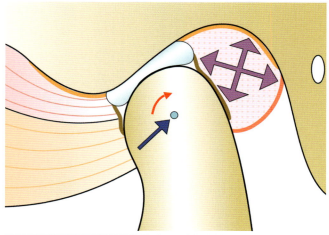

図❷ 最大開口の後に急速閉口しても、二層部静脈叢に充血した血液の排出が瞬時には生じない

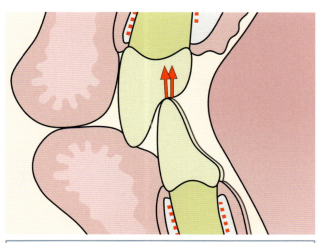

図❸ 切歯による前方ガイドの設定は、咬頭嵌合位から前方へ300〜400μm程度の自由域を与え、急速閉口時に切歯が急斜面で衝突するのを避ける

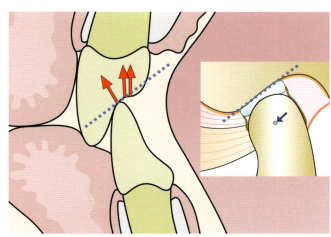

図❹ その後は、矢状顆路傾斜度と同程度の角度で前方へ2.0〜2.5mm程度を切歯でガイドさせ、臼歯部のディスクルージョンを構成する

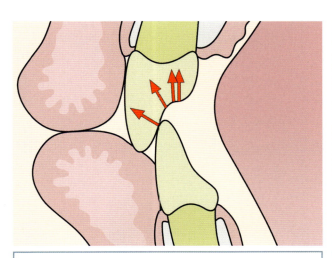

図❺ 口唇等と調和した位置まで合計4段階でガイドさせて切端咬合位に至る

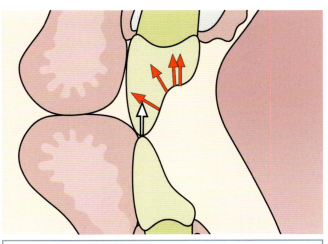

図❻ 上顎前歯切縁の位置は、リップサポートの要素や機能的下唇閉鎖路と調和し、下唇のスマイリングラインに対する審美的位置関係により決定する

ら前歯切端咬合位までの矢状切歯路傾斜度は
トータルな平均値が、矢状顆路傾斜度の10°
増し、あるいは20％増しですので、実は従
来からこれがアンテリアガイダンスを設定す
る基準のように示されてきました。しかし、
これはあくまでも矢状切歯路のトータルな平
均値であって、実際に臨床で前方ガイドを構
成する基準にはなりません。要注意です。

クラウン・ブリッジにおける 側方ガイドの部位

　クラウン・ブリッジにおける側方ガイドの
構成には、従来 point centric に対しては犬
歯誘導で、long centric に対してはグルー
プファンクションで対応する手法がとられて
きました。本章では、これらに関して臨床に
あたり知っていなければならない顎口腔系の
特性を示します。

1．犬歯誘導

① 犬歯誘導の有利性

　側方ガイドとしての犬歯誘導の有利性とし
て、以下の11項目が挙げられます。これら
を踏まえて治療に臨むことが大切です。

犬歯誘導の有利性11項目

❶ 後方へのブレーシングイコライザー（ラ
テラルプロトゥルーシブ・トゥースガイ
ダンス、M型咬合）の構成に適した歯冠
形態を備えており、顎機能と調和した側
方ガイドの方向を的確に設定できる。

❷ 歯冠が長く、垂直被蓋が4mm程度で大き
いため、側方ガイドに適している。

❸ 歯根が長く、力の分散に有利である。

❹ 歯根が太く、力の分散に有利である。

❺ 前歯のなかで最も歯根膜の面積が大きく、
その分歯根膜感覚受容器メカノレセプタ
ーも豊富で、優れたセンサーとして高い
下顎位のコントロール能力を備えている。

❻ 周囲骨が緻密で、高い支持能力を備えている。

❼ 側方運動の初期に必要な直線的誘導接触

を最も与えやすい舌面形態を備えており、
臼歯群の適正なディスクルージョン量の
設定にも有効である。

❽ 臼歯よりも正中に近く、側方ガイド時に左
右の顎関節へほぼ均等に機能圧を配分で
きるため、側方噛みしめ時の顎関節に加わ
る負担を軽減できる。また、同時に側方噛
みしめ時の下顎骨の撓みを可及的に抑制
できる。

❾ 犬歯は、歯冠形態がピラミッド状をして
いる唯一の歯であり、側方ガイド時に歯
に加わる側方圧を広範囲に分散できる（図
❼）。そのため、歯冠部や歯根部、歯根膜、
歯槽の局所に過大な圧が集中することな
く、これらの組織を長期的に保護するう
えで極めて有利である。

❿ 顎関節と閉口筋に対する側方ガイド部の
位置関係がⅢ級テコであるため、同じ力
で噛みしめながら側方運動を行ったとし
ても、犬歯誘導では第1大臼歯でガイド
させた場合と比較して1/5以下の力でガイ
ドでき、力学的に極めて有利である（図❽）。
ただし、顎関節円板前方転位症例におい
ては、側方運動等に顎関節への負担が大
きくなるため、犬歯誘導が必ずしも望ま
しいとはいえない場合がある（chapter08
の図⓫の保護接触で解説）。

⓫ 側方偏心位における最大噛みしめ時の作
業側顆頭の移動量は、軽く噛み合わせた
ときの2～3倍程度に増大するため、グ
ループファンクションではその為害作用
を後方臼歯部が大きく受けるが、犬歯誘
導ではその影響を受けにくい（chapter08
の図❶で解説）。

② 犬歯誘導の具備条件

　側方ガイドが犬歯誘導であれば、そこには
前方ガイドに付与したような自由域は与え
ず、まず矢状顆路と同等の角度から20°増し
の範囲で側方ガイドさせた後、口唇等と調和

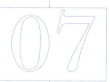

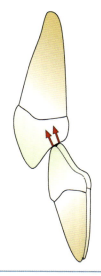

図❼ 犬歯の歯冠形態はピラミッド状のため、側方ガイドに最適である

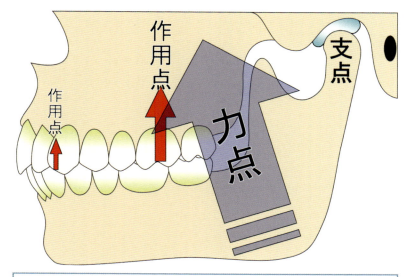

図❽ 顎関節と閉口筋に対する位置関係がⅢ級テコのため、犬歯は第1第2大臼歯と比較すると1/5以下の力でガイドできる

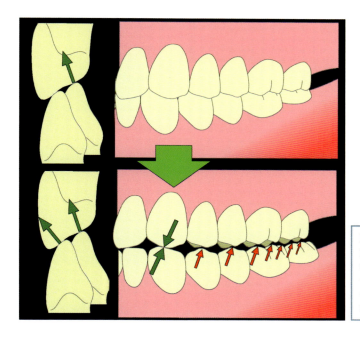

図❾ 犬歯誘導には自由域を与えず、矢状顆路と同等の角度から20°増しの範囲で側方ガイドさせた後、口唇等と調和した尖頭の位置まで移行させる。側方ガイドに前方ガイドと同様の自由域を与えると、臼歯部がディスクルージョンせず、咬頭干渉が生じるので自由域は与えないように注意する

した尖頭の位置まで移行させます。これにより、最も咬頭干渉が生じにくく快適な側方ガイドが構成されます。

　側方ガイドに自由域を与えないのは、後方臼歯部の咬頭干渉を回避するためです（図❾）。また、20°増しの側方ガイドを構成するのは、Ⅱ級2類咬合で切歯路が極端に急傾斜しているケースによく見られるような作業側側方顆路角が顕著に後上方へ向かう場合で、矢状顆路と同等の角度では後方臼歯のディスクルージョンを構成できないからです。

　犬歯誘導には、後述の"前方と後方へのブレーシングイコライザー"の双方を備えるのが望ましい側方ガイドといえます。後方へのブレーシングイコライザーのみでは、側方偏心位で作業側顆頭が生理的な運動経路よりも前方へ引き出されますし、前方へのブレーシングイコライザーのみでは、側方偏心位で作業側顆頭が生理的な運動経路よりも後方へ押し込まれますので、顎関節を障害する可能性

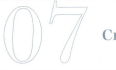

chapter 07 CrBrの咬合②

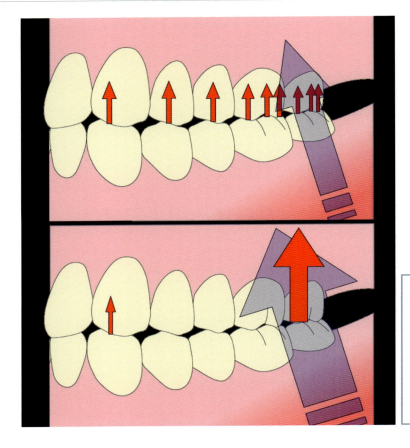

図⓾ グループファンクションでは、軽く噛み合わせて側方運動を行ったときの作業側顆頭の移動量と比較し、ブラキシズム時の移動量は2～3倍程度に増大して後方歯ほど大きくゆさぶられる（P.77の図1参照）

が大きくなり、危険です。

2．グループファンクション

近年、顎口腔系の特性がさまざまな角度から究明されており、顎口腔系の機能と調和させてグループファンクションを構成することが実際には極めて困難なことが明らかにされています。軽く噛み合わせて側方運動を行った際には、作業側顆頭の移動量は0.3～1.2mm、平均0.7mmですが、これと比較して、最大噛みしめ時の移動量は2～3倍程度に増大します。そのため、軽く噛み合わせて側方運動を行った際に、作業側で犬歯から第2大臼歯までが均等にガイドしているグループファンクションでは、睡眠時のパラファンクションでグラインディングが生じると、顎関節に近接する後方歯ほど大きな干渉が生じて著しく大きくゆさぶられます（図⓾）。つまり、まず最後方臼歯の上下顎第2大臼歯頬側咬頭に力学的負荷が大きく加わることになります。その際、下顎の頬側咬頭は機能咬頭であるため、加わった負荷が支持組織の比較的広

い範囲に分散し、歯冠の破折や咬合性外傷による歯周組織の破壊にまでは至らないことが多いのです。

一方、上顎の頬側咬頭は非機能咬頭であるため、加わった負荷が頬側部分に集中して歯冠の破折や歯周組織の破壊を生じることになります。その次には同様のメカニズムで、新たに最後臼歯となった上顎第1大臼歯に過大な負荷が加わるようになり、歯列が崩壊していきます。

このように、顎関節が正常なケースではグループファンクションは決して理想的な側方ガイドではありませんので、残存組織保全の観点から少なくとも大臼歯部はディスクルージョンとし、犬歯誘導に近づけることが推奨されます。

クラウン・ブリッジにおける側方ガイドの方向

偏心位ガイドの方向で大きな問題になるのは、前方ガイドではなく側方ガイドです。側方ガイドの方向が顎関節の機能と調和してい

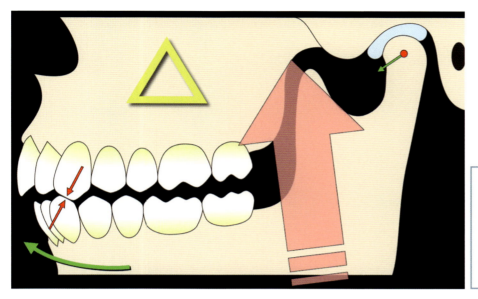

図⓫ 後方へのブレーシングイコライザーは、上顎犬歯舌面の近心に向いた面と下顎犬歯の遠心に向いた面で誘導する側方ガイドである。下顎を後方へ押し込むことがないが、作業側顆路を前方へ引き出し、咬頭干渉が生じる場合が多い

ないと、ブラキシズムや硬い食品の長時間咀嚼により、作業側の顎関節がダメージを受け、外側靭帯や関節円板、レトロディスカルティシュ、更には顆頭や下顎窩、関節結節にまで障害をもたらすことになります。

この側方ガイドの方向は、生理的な側方限界運動経路と調和させ、後方へのブレーシングイコライザー（Lateral Protrusive Tooth Guidance、M型ガイド）を必ず付与し、前方へのブレーシングイコライザー（Lateral Retrusive Tooth Guidance、D型ガイド）も可能な範囲で付与することが望まれます。これにより、作業側顎関節へのメカニカルス

トレスを最小限に抑制することができます。

後方へのブレーシングイコライザー（M型ガイド）は、上顎犬歯舌面の近心にある前方へ向いた面と下顎犬歯の遠心に向いた面で誘導する側方ガイドであり（図⓫）、下顎を後方へ押し込むことはありません。前方へのブレーシングイコライザー（D型ガイド）は、この逆で下顎を後方へ押し込む形になるので（図⓬）、顎関節に障害を起こしやすいガイドです。前方と後方へのブレーシングイコライザー（M＋D型ガイド）は、側方ガイドの経路が3種のなかで最も安定していて、下顎を後方へ押し込むことがなく安全です（図⓭）。

咬合構成にあたっては、より安全な治療を行って予知性を高めることが求められており、そのためには咬合器上に患者さん固有の側方限界運動を再現することが前提です。臨床では、これらの点を十分に理解しておくことが大切です。生体の下顎側方運動は、作業側と平衡側で誘導されており、咬合器上に患者さんの側方限界運動を正確に再現するには、やはり咬合器の作業側と平衡側の顆路調節が不可欠です（図⓮）。

もし、患者さん固有の側方限界運動の範囲を越えて後方へ押し込むような側方ガイドが付与された犬歯のクラウンを装着したならば、硬性繊維性食品の咀嚼やブラキシズムに

> **犬歯誘導における側方ガイド3種**
> ❶ 前方と後方へのブレーシングイコライザー
>   Lateral Functional Tooth Guidance
>   M＋D type Tooth Guidance（M＋D型ガイド）を備えた犬歯誘導
> ❷ 後方へのブレーシングイコライザー
>   Lateral Protrusive Tooth Guidance
>   M type Tooth Guidance（M型ガイド）のみ備えた犬歯誘導
> ❸ 前方へのブレーシングイコライザー
>   Lateral Retrusive Tooth Guidance
>   D type Tooth Guidance（D型ガイド）のみ備えた犬歯誘導

chapter 07 CrBrの咬合②

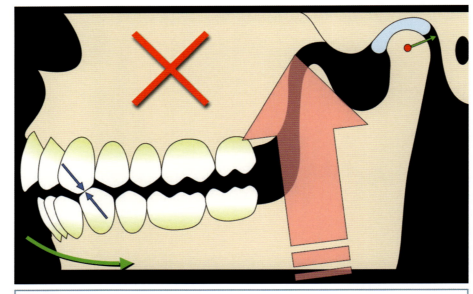

図⓬ 前方へのブレーシングイコライザーは、下顎を後方へ押し込むので顎関節に障害を起こしやすく、危険である

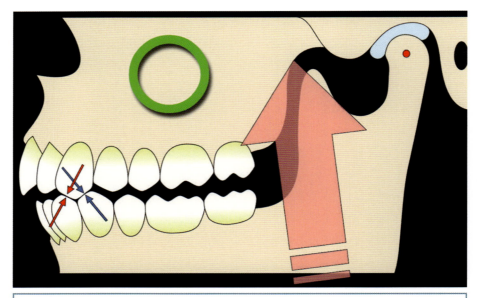

図⓭ 前方と後方へのブレーシングイコライザーを兼ね備えれば、側方ガイドの経路が安定し、作業側顎関節へのメカニカルストレスを最小限に抑制できるので、安心・安全である

より、顎関節を障害する可能性が高まります（図⓯）。なお、これらに関する咬合器の使いこなしの要点は chapter11 において、臨床に即して具体的に解説します。顎関節がわかり、咬合器がわかると、臨床がぐんと楽しくなります。

○　　○　　○

以上、クラウン・ブリッジの咬合構成を的確に行ううえで私たちが認識しておかなければならない基本的事項として、アンテリアガイダンスの的確な構成基準を示しました。

【参考文献】
1) 小出 馨（編）：臨床機能咬合学 咬合の7要素によるオクルージョンの臨床．医歯薬出版，東京，2022．
2) 井出吉信，小出 馨（編）：チェアサイドで行う顎機能検査のための基本機能解剖．医歯薬出版，東京，2023．

| 小出 馨　佐藤利英　兒玉敏郎　小出勝義 |
| 三浦康伸　小出 耀　上林 健　松尾 寛　森野 隆 |

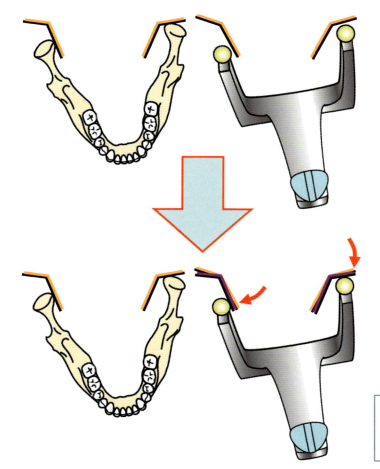

図⓮　咬合器上に患者さんの側方限界運動を再現するには、咬合器の作業側と平衡側の顆路調節が不可欠である

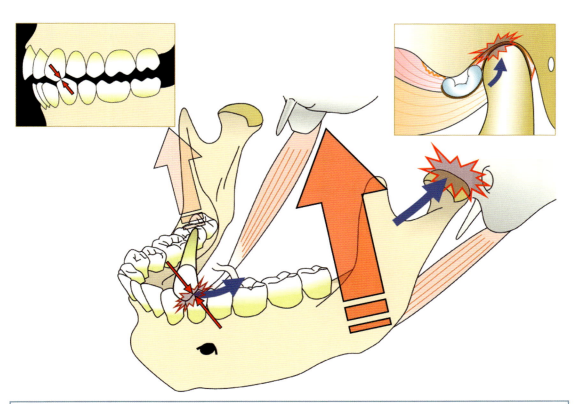

図⓯　患者さん固有の側方限界運動の範囲を越えて後方へ押し込むような側方ガイドが付与された犬歯のクラウンが装着されると、顎関節を障害する可能性が高まる

chapter 08 CrBrの咬合③

クラウン・ブリッジ（有歯顎）の咬合ポイント③
側方運動時に生じる臼歯接触への対応はこれが決め手
咬合調整を行うべきか否かの診断基準もここにある

前章では、クラウン・ブリッジ（有歯顎）のアンテリアガイダンスにおける前方ガイドと側方ガイドの的確な構成基準を示しました。顎関節が正常な場合の側方ガイドには、後方と前方へのブレーシングイコライザーを備えた犬歯誘導が機能的に安定していて、作業側顆頭を後方へ押し込むことがなく安全であること、また後方へのブレーシングイコライザーを備えていないと、硬性繊維性食品の長時間咀嚼や睡眠時ブラキシズムにより、関節円板の転位などの障害を来す可能性が高まることを示しました。

本章は、その側方ガイド中に生じる臼歯接触への対応がテーマです。まず、強い噛み締め時の下顎側方運動が顎口腔系に及ぼす影響について示します。次いで、側方運動時に臼歯部の咬合接触が認められた場合の評価と咬合調整を行うか否かの診断基準について、具体的に解説します。

更に、顎関節に陳旧性の関節円板前方転位を認める場合、どのように臼歯部の咬合接触を与えればよいか、その構成基準を示します。

強い噛み締め時の下顎側方運動が顎口腔系に及ぼす影響を知る

前章のグループファンクションの項でも示したように、軽く噛み合わせて側方運動を行ったときの作業側顆頭の移動量（0.3〜1.2mm、平均0.7mm）と比較して、最大噛み締め時の移動量は2〜3倍程度に増大します。そのため、軽く噛み合わせて側方運動を行った際に、犬歯誘導のガイドと均等に作業側や平衡側の後方臼歯が咬合接触する場合は、睡眠時のパラファンクションでグラインディング（ブラキシズム）が生じると、顎関節に近接する後方歯ほど大きく作業側方向へ側方移動し、著明に咬頭干渉を生じます（図❶）。これには、力の加わる方向と大きさの要素や関節円板の粘弾性の要素が大きく関与しています。

以下に示す側方運動時における臼歯部咬合接触の診断には、この強く噛み締めて側方運動を行った際に生じる作業側顆頭の移動量が、顎口腔系に及ぼす影響を十分に理解していることが不可欠です。

顎関節が正常で、側方偏心位に臼歯部咬合接触が認められる場合の診断基準

ここでは顎関節が正常で、犬歯誘導による左側方運動時に臼歯部の咬合接触が、平衡側や作業側に認められる場合を想定し、歯の支持組織や顎関節、靭帯、筋にそれぞれどのような影響が及ぶか、それをどのように評価して咬合調整を行うか否かの診断を行えばよいのかを具体的に示します。

1. 強く噛み締めても臼歯部に咬合接触は認められない場合（図❷）

犬歯誘導による左側方偏心位で強く噛み締めても、平衡側と作業側のいずれにも臼歯部の咬合接触がなく、上下顎臼歯間に適度なディスクルージョン量が認められる状態は適

---

chapter01 咬合の役割
chapter02 筋の触診
chapter03 顎関節の触診
chapter04 顎関節の診断
chapter05 咬合採得
chapter06 CrBrの咬合①
chapter07 CrBrの咬合②
chapter08 CrBrの咬合③
chapter09 有床義歯の咬合
chapter10 インプラントの咬合
chapter11 1分間のMagic
chapter12 咬合器を知る
chapter13 顎関節症の治療①
chapter14 顎関節症の治療②
chapter15 スポーツマウスガードの咬合
chapter16 体位や頭位と咬合
chapter17 舌のトレーニング
chapter18 唾液の効能

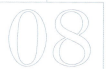

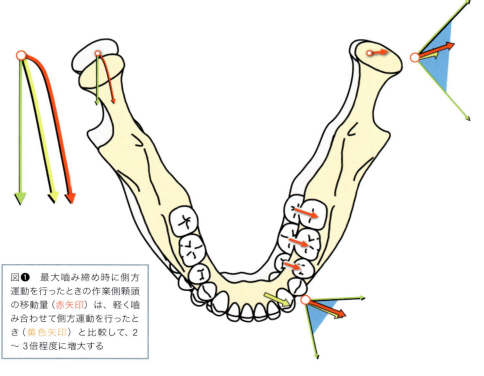

図❶ 最大噛み締め時に側方運動を行ったときの作業側顆頭の移動量（赤矢印）は、軽く噛み合わせて側方運動を行ったとき（黄色矢印）と比較して、2〜3倍程度に増大する

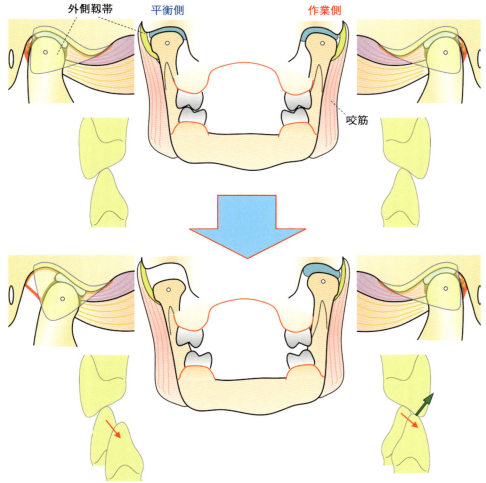

図❷ ①強く噛み締めても臼歯部に咬合接触は認められない。顎関節が正常であれば通常機能的に問題は生じないので、咬合調整は不要

chapter 08 CrBrの咬合③

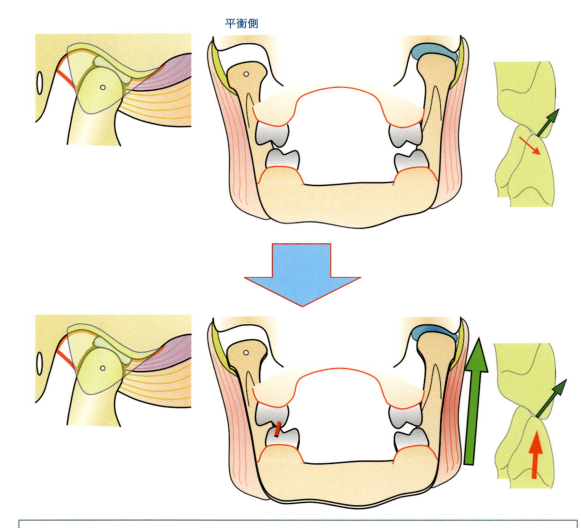

図❸ ②強く噛み締めると平衡側臼歯部に咬合接触が認められる。このバランシングコンタクトは、平衡側の顎関節に対して望ましい保護接触なので、咬合調整は不要

正であり、顎関節が正常であれば通常機能的に問題は生じません。したがって、咬合調整等の処置はもちろん行う必要がありません。

2. 強く噛み締めると平衡側臼歯部に咬合接触が認められる場合（図❸）

これは、軽く噛み合わせて側方運動を行っても臼歯部の咬合接触は認められませんが、強く噛み締めると前述のように下顎が作業側方向へ2～3倍大きく移動しますので、平衡側臼歯部の咬合接触（バランシングコンタクト）が生じてくる状態です。咬合接触するのが上下顎臼歯の機能咬頭同士で、いずれも歯軸方向へうまく力が分散して支持能力が高い

ため、上下顎ともにその歯周組織に大きな損傷は生じません。また、このバランシングコンタクトは、平衡側の顎関節に対して望ましい保護接触なので、咬合調整などは行わず、この状態を保持させます。

3. 噛み締めなくても平衡側臼歯部に咬合接触が認められる場合（図❹）

噛み締めなくても平衡側臼歯部に認められる咬合接触は、強く噛み締めると下顎が作業側方向へ2～3倍大きく移動してより強く接触し、咬頭干渉の様相を呈します。しかし、支持能力の高い機能咬頭同士が接触するため、上下顎ともにその歯周組織には大きな損

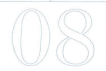

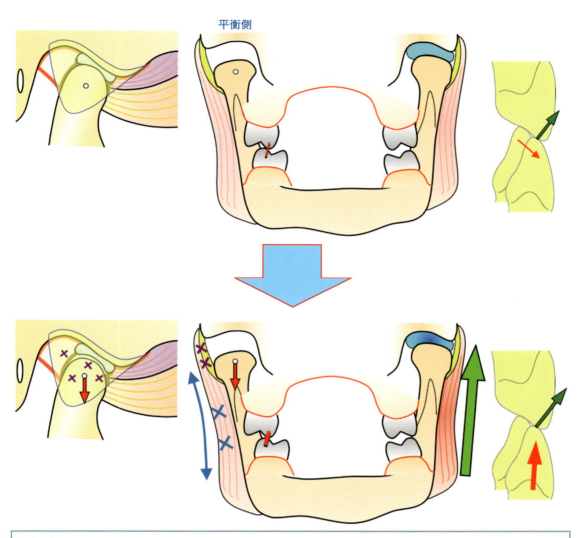

図❹　③噛み締めなくても平衡側臼歯部に咬合接触が認められる。強く噛み締めると咬頭干渉の様相を呈し、平衡側の外側靱帯や閉口筋が引き伸ばされて障害されるので、図❸の噛み締めると接触する状態まで咬合調整を行う

傷を生じさせることが少なく、歯肉炎を認める程度で経過します。平衡側顆頭は、平衡側の咬頭干渉部を支点、作業側閉口筋停止部を力点とするⅠ級テコで強く下方へ牽引されることにより、外側靱帯が引き伸ばされて微小外傷を生じ、開口時に疼痛を自覚するようになったりします。また、ブラキシズム発現時に噛み締めて収縮している平衡側の咬筋をはじめとする閉口筋は、同様のⅠ級テコで強く伸展されるため、開口時の運動痛や自発痛を自覚するようになったりもします。この咬頭干渉部には、歯ぎしりによる滑沢な咬耗面（ブラキソファセット）が形成されていきます。

このように、この咬合接触は顎口腔系の障害を引き起こすため、強く噛み締めたときにはじめて咬合接触が認められる状態まで咬合調整を行う必要があります。

4．平衡側臼歯部に咬頭干渉が認められ、他の歯は離開する場合（図❺）

平衡側臼歯部の咬頭干渉により側方運動をガイドする犬歯誘導が阻害され、平衡側顆頭はⅠ級テコで下方へ強く牽引されます。外側靱帯は微小外傷による開口時痛、更には著明な伸展により最大開口位でのオーバーローテーションクリック（外側靱帯後方線維束の過度な伸展に由来）や関節円板の前方転位（外

chapter 08 CrBrの咬合③

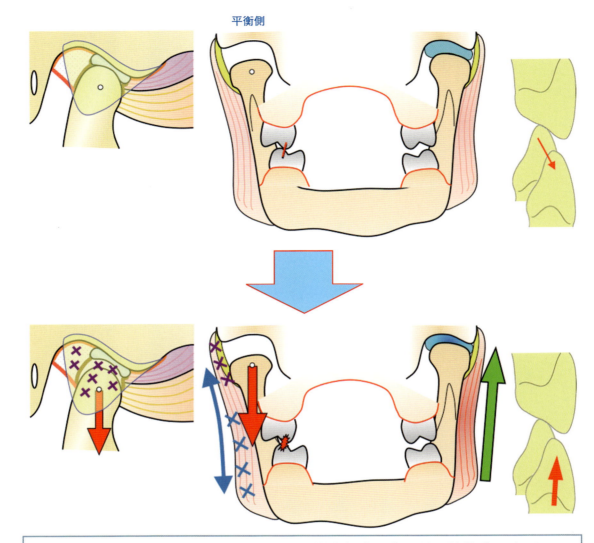

図❺　④平衡側臼歯部に咬頭干渉が認められ、他の歯は離開する。外側靱帯の著明な伸展により、最大開口位でのオーバーローテーションクリックや関節円板の前方転位を誘発する可能性が高まる。一方、歯に対しては上下とも機能咬頭同士の咬合接触なので、歯根膜全体へ比較的均等に圧が配分されるため、歯周組織に大きな損傷は生じない場合が多い

側靱帯前方線維束の過度な伸展に由来）を誘発する可能性が高まります。咬筋をはじめとする閉口筋にも、前述のメカニズムにより運動痛や自発痛が著明に認められるようになる場合が多いです。

　このように、この咬合接触は顎口腔系の局所に著明な障害を引き起こすため、干渉部は強く噛み締めたときにはじめて咬合接触が認められる状態まで、咬合調整を行う必要があります。また、干渉歯には歯ぎしりによる滑沢なブラキソファセット、更に歯肉炎やアブフラクションが認められるようになります

が、やはり上下とも機能咬頭同士の咬合接触ですので、上下顎の歯周組織には咬合性外傷などの大きな損傷は生じない場合が多いです。平衡側の咬頭干渉では主に圧縮力が歯に加わりますが、歯自体は圧縮強度が高いので縦破折もあまり発生しません。

5．強く噛み締めると作業側に咬合接触が認められる場合（図❻）

　強く噛み締めると作業側臼歯部に認められるこの咬合接触は、作業側の顎関節に対する保護接触の要素を含んでおり、その歯に病的動揺がみられなければ咬合調整は行わず、経

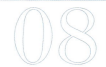
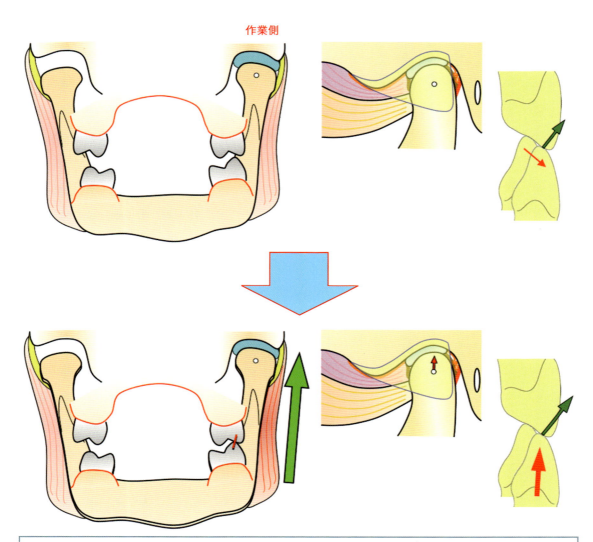

図❻　⑤強く噛み締めると作業側に咬合接触が認められる。作業側の顎関節に対する保護接触の要素を含んでおり、その歯に病的動揺がみられなければ咬合接触が認められる臼歯を障害する可能性は少ないため、経過観察する

過観察します。

6．噛み締めなくても作業側に咬合接触が認められる場合（図❼）

　噛み締めなくても作業側臼歯部に認められる咬合接触は、支持能力の低い非機能咬頭が咬合接触する上顎歯に病的動揺が生じていることが多く、上顎臼歯の保護のために干渉部は強く噛み締めたときにはじめて咬合接触が認められる状態まで咬合調整を行う必要があります。これは、非機能咬頭が咬合接触して大きな負荷がかかると、歯軸から大きく外れた方向へ咬合力が向けられ、非機能咬頭側のソケット辺縁部にメカニカルストレスが集中し、歯周組織を損傷するからです。

　ただし、小臼歯部が後方へのブレーシングイコライザー（M型のガイド）として機能している咬合接触は、犬歯誘導とともに顎関節保護のための補助ガイドとして重要な役割を果たしているため、精査のうえ保存します。

7．作業側頰側に咬頭干渉が認められ、他の歯は離開する場合（図❽）

　作業側頰側の咬頭干渉は、支持能力の低い非機能咬頭が接触する上顎歯に病的動揺と咬合痛や打診痛を生じさせる場合が多く見受けられます。また、上顎歯頰側咬頭内斜面に咬合力が加わるため、中央裂溝部には強い引っ

chapter 08 CrBrの咬合③

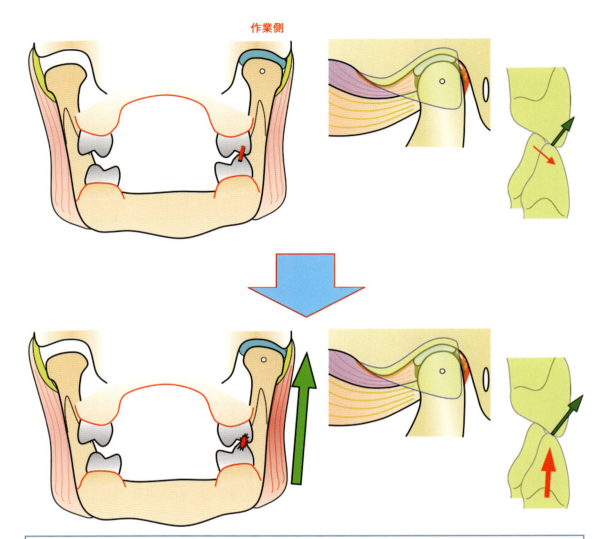

図❼ ⑥噛み締めなくても作業側に咬合接触が認められる。非機能咬頭が咬合接触する上顎歯に病的動揺が生じていることが多く、強く噛み締めたときにはじめて咬合接触が認められる状態まで咬合調整を行うのが望ましい。ただし、小臼歯部が後方へのブレーシングイコライザーとして顎関節を保護している場合は保存する

張り力が伝達されて頬舌的縦破折が発生し、上顎大臼歯を抜歯せざるを得なくなることもあります。そのため、上顎臼歯保護の目的で咬合調整を行います。

顎関節を顕著に障害することは比較的少ないのですが、作業側顆頭を後方へ圧迫する場合は、外側靱帯をはじめとする顎関節関連組織の障害を引き起こすので、顎関節保護のためにも早期に咬合調整を行う必要があります。

8．作業側舌側に咬頭干渉が認められ、他の歯は離開する場合（図❾）

これは、不十分な歯科矯正治療後や舌側咬頭が高すぎる下顎大臼歯のクラウンを装着したり、あるいは顕著な頬側咬頭の咬耗により、適正な側方咬合彎曲が構成されていない場合に生じる現象です。この作業側舌側の咬頭干渉は、支持能力の低い非機能咬頭が接触する下顎歯で病的動揺と咬合痛や打診痛、更には舌側傾斜が生じてくる場合が多いです。下顎歯舌側咬頭内斜面に咬合力が加わるため、中央裂溝部には強い引っ張り力が加わって頬舌的縦破折が生じ、下顎大臼歯を抜歯せざるを得なくなることもしばしばあります。そのため、下顎臼歯保護の目的で咬合調整を行います。

顎関節の障害は比較的少ないのですが、や

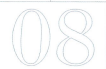

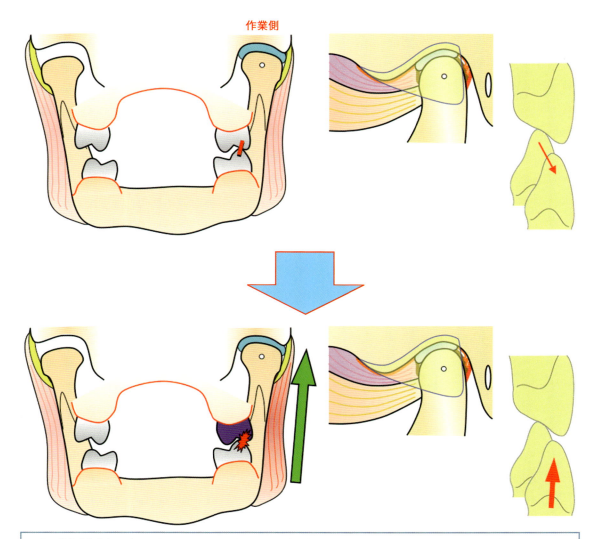

図❽　⑦作業側頬側に咬頭干渉が認められ、犬歯も含め他の歯は離開する。上顎歯で病的動揺と咬合痛や打診痛が生じ、骨植が良好であれば中央裂溝部には強い引っ張り力が伝達されて頬舌的縦破折が発生することもあるので、早期に咬合調整を行う。作業側の咬頭干渉は平衡側と異なり、まず非機能咬頭が咬合接触する上顎臼歯が先に障害されることが多く、初期に顎関節を顕著に障害することは比較的少ない

はり作業側顆頭を後方へ圧迫する場合は、外側靱帯やレトロディスカルティシュなど顎関節関連組織の障害を引き起こすので、顎関節保護のためにも早期に咬合調整を行う必要があります。

※なお、咬合調整時の咬合診査は、咬合紙による診査だけでなく、歯の動揺に対する触診[1]の併用が不可欠です。複数歯に及ぶケースでは、咬合器上の模型による診査も有効です。

陳旧性顎関節円板前方転位を認める場合の側方偏心位臼歯部咬合接触の構成基準

左側顎関節に陳旧性の顎関節円板前方転位を認める場合は、復位性か非復位性の如何を問わず、左側臼歯部の咬合接触は犬歯のみでの側方ガイドではなく、平衡側と作業側のいずれにおいても左側顎関節のための保護接触を付与することが望まれます。特に平衡側での保護接触は、睡眠時ブラキシズムによる顆頭の突き上げからレトロディスカルティシュを保護するうえで有効性が高いです（図❿）。作業側での臼歯部の保護接触は、通常小臼歯までの範囲とし、後方歯である大臼歯への負担過重を予防しながら、レトロディスカルティシュの保護を図ります（図⓫）。

CrBrの咬合③

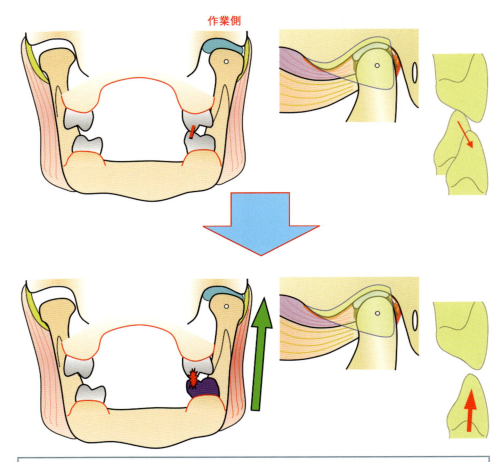

図❾ ⑧作業側舌側に咬頭干渉が認められ、他の歯は離開する。下顎歯で病的動揺と咬合痛や打診痛、更には舌側傾斜が生じてくる場合が多く、頬舌的縦破折により抜歯せざるを得なくなることもあり、咬合調整が必要

○　○　○

以上、クラウン・ブリッジ（有歯顎）の咬合構成を的確に行ううえで、側方偏心位における臼歯部の咬合接触が平衡側や作業側に認められる場合の、歯の支持組織や顎関節、靱帯、筋への影響とその対応を具体的に示しました。これらを踏まえて、的確にクラウン・ブリッジによる治療を行うためには、口腔内へ装着するときの微調整をきちんとすることはもちろんですが、何といってもまず患者さん固有の側方運動を咬合器上に再現し、適正な補綴装置を製作することが大切です。咬合器による下顎運動の再現に関してはchapter11に示します。

【参考文献】

1) 小出 馨（編）：臨床機能咬合学 咬合の7要素によるオクルージョンの臨床．医歯薬出版，東京，2022．
2) 井出吉信，小出 馨（編）：チェアサイドで行う顎機能検査のための基本機能解剖．医歯薬出版，東京，2023．
3) 小出 馨：咬合状態の診査・診断と顎口腔機能との関係―1．的確な咬合採得法と下顎位に影響を及ぼす要素―，実践 咬合調整テクニック．歯界展望別冊，医歯薬出版，東京，2009：2-17．

小出 馨　小出 耀　松本 徹　小出勝義
内田剛也　八子誠一郎　小北一成　秋山公男

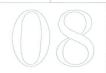

陳旧性顎関節円板前方転位における平衡側保護接触の有効性

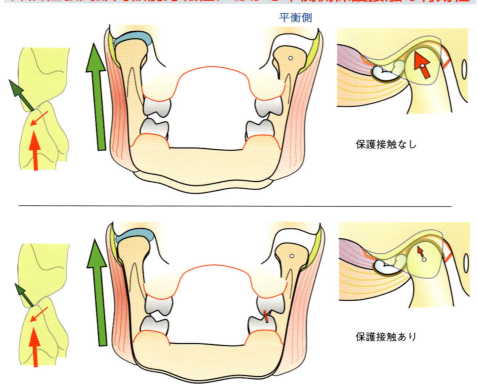

図❿　左側顎関節の陳旧性顎関節円板前方転位では、復位性か非復位性の如何を問わず、左側臼歯部の咬合接触は犬歯のみでの側方ガイドではなく、左側顎関節のための保護接触を付与する。平衡側での保護接触は、睡眠時ブラキシズムによる顆頭の突き上げからレトロディスカルティシュを保護するうえで有効

陳旧性顎関節円板前方転位における作業側保護接触の有効性

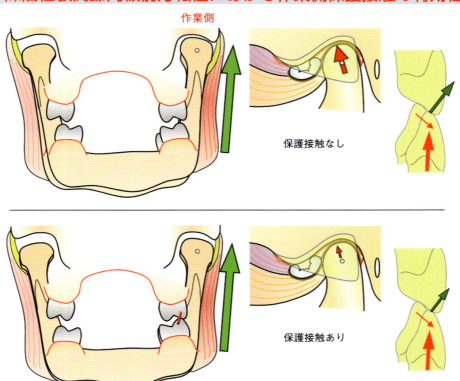

図⓫　陳旧性顎関節円板前方転位では、作業側での保護接触を通常小臼歯までの範囲とし、後方歯である大臼歯への負担過重を予防しながらレトロディスカルティシュの保護を図る

有床義歯の咬合はどうしていますか
機能を高める簡便で的確な咬合構成法

　本章は有床義歯の咬合がテーマです。近年、有床義歯治療の審美性と機能性に対する患者さんの要求度は高まる一方で、補綴治療内容の更なる高度化が強く求められています。有床義歯に構成する歯列と咬合様式には、自然で見た目がよく、何でもよく嚙めて食べやすいこと、更に歯列の支持組織へ機能圧を適正に配分できるものを選択することが治療を成功へ導く鍵となります。

　そこで、はじめにこれまで提唱されてきた全部床義歯に構成する咬合様式の要点を確認します。次いで、一般に応用範囲が広く臨床上有利だとされるリンガライズド・オクルージョンに関して、筆者らが日常行っている咬合構成法も含めて示します。

全部床義歯に付与する咬合様式の変遷と要点

　全部床義歯に付与する咬合様式の歴史は、まず無咬頭人工歯を用いるモノプレーン・オクルージョン（図❶）から、上下顎人工歯が面接触で両側性平衡を保つフルバランスド・オクルージョン、更に点接触で両側性平衡を保つリンガライズド・オクルージョンへと変遷してきました（図❷～❹）。

　そして、多くの研究者によって明らかにされてきた無歯顎者に有利なリンガライズド・オクルージョンの条件とは、咬頭嵌合位において上顎臼歯部舌側咬頭のみが下顎臼歯咬合面と1歯対1歯の関係で咬合接触し、明確なセントリックストップが確立されており、前方と左右側方偏心位においては広い範囲で両側性平衡（バイラテラル・バランス）が保たれていることです。

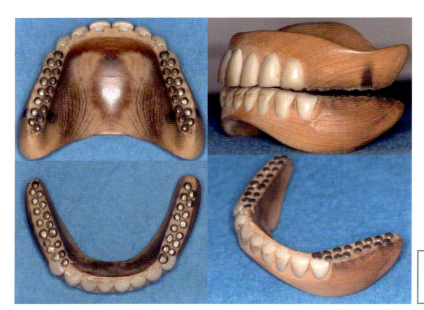

図❶　モノプレーン・オクルージョンの木製義歯。通常、無咬頭人工歯を用いて構成する

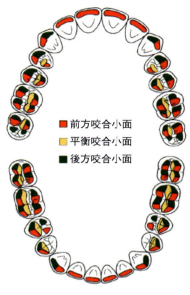
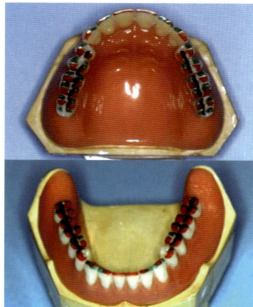

■ 前方咬合小面
■ 平衡咬合小面
■ 後方咬合小面

図❷　フルバランスド・オクルージョン。上下顎人工歯が面接触で両側性平衡を保つ

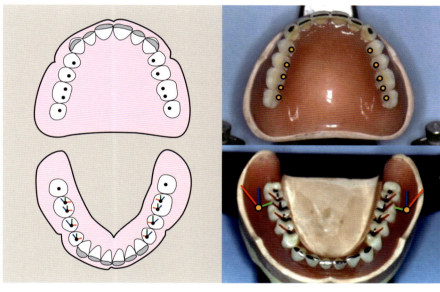

図❸　リンガライズド・オクルージョン。上顎臼歯部舌側咬頭のみが下顎臼歯咬合面と1歯対1歯の関係で咬合接触し、広い範囲で両側性平衡を保つ

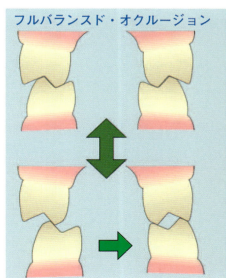
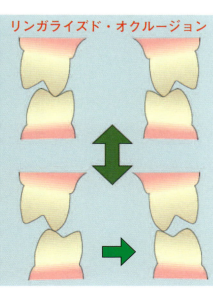

フルバランスド・オクルージョン　　リンガライズド・オクルージョン

図❹　フルバランスとリンガライズドの中心咬合位と側方偏心位での咬合接触関係

chapter 09 有床義歯の咬合

フルバランスド・オクルージョンとリンガライズド・オクルージョンの比較

近年、フルバランスド・オクルージョンと両側性平衡を保つリンガライズド・オクルージョンに関して詳細な比較研究が多くの研究機関で行われ、リンガライズド・オクルージョンはフルバランスド・オクルージョンよりも義歯の安定性や食品破砕能力などの機能性だけでなく、顎堤や支台歯への負担軽減などの残存組織保全の点からも優れていることが示されています（図❺）。

無歯顎者における床下粘膜の支持能力は、一般に健全有歯顎者の約1/5、顎堤吸収が著明な場合は1/10～1/20程度まで著明に減衰します（図❻）。そして、フルバランスド・オクルージョンでは食品が封入（パック）されるため、有歯顎で犬歯誘導の平均的な歯列と比較しても、同じ食品を破砕するのに支持組織へより大きな負担がかかります。このフルバランスド・オクルージョンと比較して、上下顎頬側咬頭間に滑走間隙を保つリンガライズド・オクルージョンは、機能圧の舌側化を図ることができ、義歯の安定が得られやすいばかりでなく（図❼）、咀嚼時の食品溢出効果が高く咬合接触面積は小さいため、食品破砕能力が優っています（図❽、表❶）。

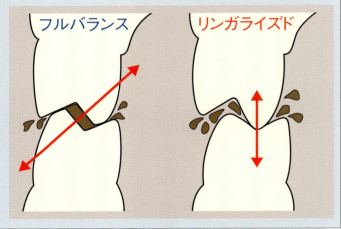

リンガライズドのフルバランスと比較した特徴
①点接触咬合なので咬合構成が容易である
②咬合接触面積が小さい
③食品溢出効果が高い
④食品破砕機能が高い
⑤鉤歯（支台歯）への負担が小さく、鉤歯の負担軽減のうえで有効性が高い
⑥顎堤への負担が小さく、顎堤の保全に役立つ
⑦中間域での咀嚼も円滑に行えて食べやすい
⑧咀嚼できる食品の範囲が大幅に拡大する

図❺　リンガライズド・オクルージョンの特徴

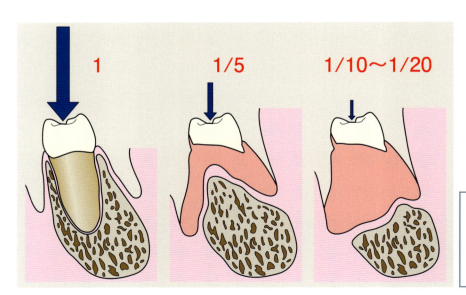

図❻　残存組織の支持能力の比較。無歯顎者における床下粘膜の支持能力は、一般に健全有歯顎者の約1/5、顎堤吸収が著明な場合は1/10～1/20程度まで減衰する

咬合様式と義歯の安定

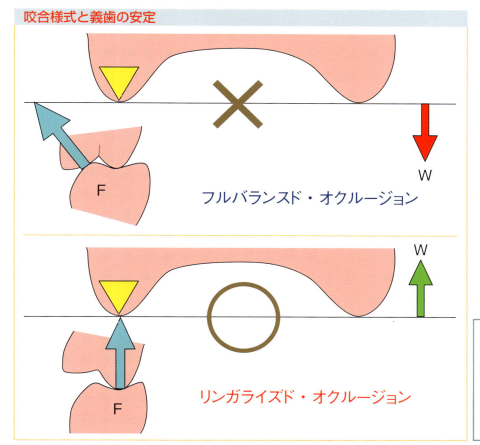

図❼ フルバランスとリンガライズドにおける片側性テコ均衡と義歯の安定性。同じ位置に人工歯を排列しても、力の加わる位置と方向の両面でリンガライズドはフルバランスよりも義歯の安定性に優れている

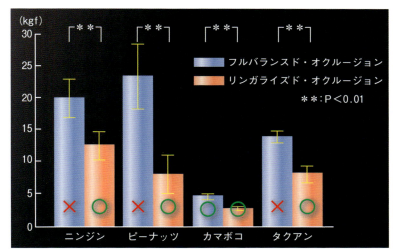

図❽ フルバランスとリンガライズドの食品破砕に要する力の比較。12.5kgfで嚙める人は、リンガライズドでは4種の食品すべて破砕できるが、フルバランスでは軟らかいカマボコしか破砕できない

表❶ フルバランスとリンガライズドに対する被験者の主観的評価。被験者による日常の食生活における食べやすさとおいしさの主観的評価。3年にわたって研究にご協力くださった被験者の方々6名全員が、日常の食生活でリンガライズドのほうフルバランスよりも食べやすく、普段の食事をよりおいしく食べられたと評価した

| | フルバランスド・オクルージョン |||||| リンガライズド・オクルージョン ||||||
| | 被験者 |||||| 被験者 ||||||
	a	b	c	d	e	f	a	b	c	d	e	f
食べやすさ	−	−	−	−	−	−	○	○	○	○	○	○
おいしさ	−	−	−	−	−	−	○	○	○	○	○	○

○：より食べやすい　○：よりおいしい

chapter 09 有床義歯の咬合

咬合様式と食品破砕能力

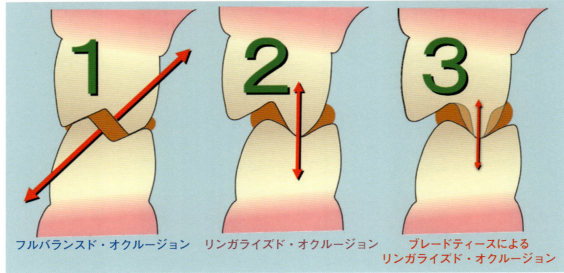

フルバランスド・オクルージョン　リンガライズド・オクルージョン　ブレードティースによるリンガライズド・オクルージョン

図❾　各種咬合様式の食品破砕能力。リンガライズド・オクルージョンの食品破砕能力はフルバランスド・オクルージョンの約2倍、更にブレードティースを用いたリンガライズド・オクルージョンは約3倍、ジルコニア製では約5倍となる

表❷　30度人工歯とブレードティースの比較（被験食品咀嚼に対する被験者の2年にわたる主観的評価）。咀嚼しにくい生ニンジンとタクアンでは、被験者全員が解剖学的30度人工歯よりも、ブレードティースのほうが食べやすいと評価した

被験食品	30度人工歯 被験者 a	b	c	d	e	f	ブレードティース 被験者 a	b	c	d	e	f	統計結果
カマボコ	○	○	○	○	○	○	○	○	○	○	○	○	
ピーナッツ	○	○	○	◎	○	○	◎	○	○	◎	○	○	
ニンジン（生）	○	○	○	○	○	○	◎	◎	◎	◎	◎	◎	＊
タクアン	○	○	○	○	○	○	◎	◎	◎	◎	◎	◎	＊

◎：食べやすい　○：普通に食べられる
△：食べにくい　×：食べられない　＊：$P<0.05$

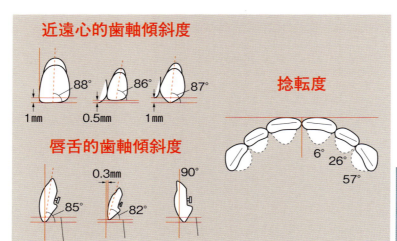

図❿　従来の一般的な上顎前歯の排列基準。これはスクエア形態が圧倒的に多いコーカソイドの平均値に基づいており、テーパリング形態が多いモンゴロイドには調和しない場合がほとんどである

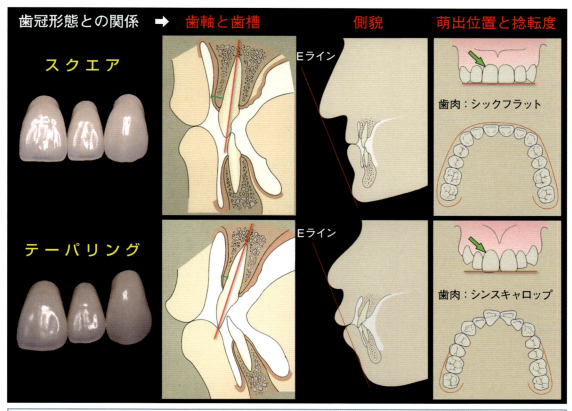

図⓫　e-Ha Qアンテリア®のスクエアとテーパリングの排列基準。前歯歯冠形態と歯軸、歯槽、側貌、萌出位置、捻転度、歯肉形態との関係。欧米人に多いコーカソイドではスクエア形態が、日本人に多いモンゴロイドではテーパリング形態が大半を占める。コンビネーションは、これらの要素がスクエアとテーパリングの中間型となる

　そして、この食品溢出効果を更に高め、同時に咬合接触面積も減少させることができるのが、上顎臼歯舌側咬頭部のブレード化です。リンガライズド・オクルージョンの食品破砕能はフルバランスド・オクルージョンの約2倍、更にブレードティースを用いたリンガライズド・オクルージョンでは約3倍、ジルコニア製では約5倍となります（図❾）。

　e-Ha Q・クワトロブレード®（クルツァー社）は、上顎第1小臼歯から第2大臼歯までの4歯の舌側咬頭部に、それぞれデータに裏づけられた適切なブレード形態が付与されています。そのため、義歯の安定と顎堤への負担軽減に加えて、咀嚼できる食品の種類が大幅に広がり、患者さんによる主観的評価からも栄養バランスと精神的満足度において、高い有効性が認められています（表❷）。

人工歯排列・削合

1．前歯排列

　有床義歯における前歯人工歯の排列位置、歯軸傾斜度、捻転度などの排列基準には、従来よりコーカソイドの平均値のみが示され、一般に歯冠形態の違いにかかわらず、画一的な排列がなされてきました（図❿）。そのため、いかにも入れ歯らしい不自然な義歯が装着されてしまうケースが多かったと言わざるを得ません。

　前歯の歯冠形態には人種間の差が認められ、欧米人に多いコーカソイドではスクエア形態が、日本人に多いモンゴロイドではテーパリング形態が大半を占めています。より自然で審美的な人工歯排列を行うには、種々の異なった歯冠形態に応じた上顎前歯部の特徴を的確に表現できる基準、つまり図⓫に示す

chapter 09 有床義歯の咬合

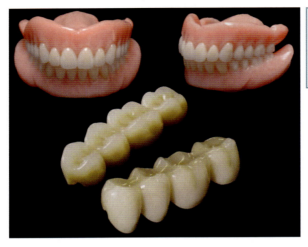

図⓬ e-Ha Q・クワトロブレード®（クルツァー社）は4歯連結臼歯で、健康保険適用の硬質レジン歯と特注のジルコニア製がある。両側性平衡を保つリンガライズド・オクルージョンを誰もが的確に、しかも従来の方法と比較してはるかに簡便で迅速に構成できる

表❸ 臼歯排列の基準となる6要素

1	近遠心的位置
2	頰舌的位置
3	上下的位置
4	近遠心的歯軸
5	頰舌的歯軸
6	捻転度

　前歯形態に応じた唇舌的排列位置、唇舌的歯軸傾斜度、近遠心的歯軸傾斜度の連続性、更にそれぞれに応じた捻転度の連続性、歯槽と歯肉の特徴など、実際の臨床応用上の基準を明確にしておく必要があります。

　また、人工歯形態の選択には、各種前歯形態と側貌との相関性から、咬合採得の段階で決定した蠟堤の豊隆度合いを指標とし、歯槽基底に対して蠟堤が唇側へ突出して豊隆が強いケースではテーパリングの傾向が強く、豊隆が弱いケースではスクエアの傾向が強いという人工歯形態を適正に選択する基準を理解している必要があります。

　これらは、有床義歯に限らず、クラウン・ブリッジ、コンポジットレジン修復、インプラント治療、更に歯科矯正治療に際しても共通する事項なので、十分に認識しておくことが肝要です。

2．上顎臼歯の排列

　では、前述の e-Ha Q・クワトロブレード®（図⓬）による排列操作を示します。この人工歯は4歯連結臼歯で、両側性平衡を保つリンガライズド・オクルージョンを誰もが的確に、しかも従来の方法と比較してはるかに簡便で迅速に構成できます。

　リンガライズド・オクルージョンでは、上顎舌側咬頭頂部1点のみ対合歯と咬合接触するため、従来1歯ずつ表❸に示す臼歯排列の6要素ごとに適正に位置づけて順次ワックスで固定していく作業を繰り返し、最後に全体の連続性を再度診査して微調整を行っていました。したがって、操作が煩雑で長時間を要するばかりでなく、術者の知識と技術により完成度に大きな個人差が生じてしまうことが臨床上問題でした。

　e-Ha Q・クワトロブレード®では、4臼歯があらかじめ所定の角度で連結されているため、排列時には前後的咬合平衡が保てるように咬合平面傾斜度のみ確認し、必要に応じて微調整することにより、従来の約30倍の作業効率で臼歯部の人工歯排列を完了できます。

　このように臼歯4歯を連結してもバランスド・オクルージョンが的確に構成できるのは、点接触咬合であるリンガライズド・オクルージョンの大きな利点で、このクワトロブレードを用いることで、誰にでも容易に、極めて短時間で、しかも的確に両側性平衡を保つリンガライズド・オクルージョンを構成できます。フルバランスド・オクルージョンは面接触による両側性平衡咬合のため、連結歯によって構成することは通常不可能です。

　実際の e-Ha Q による臼歯排列は上顎から行い、下顎蠟堤上面に描記した下顎の歯槽頂

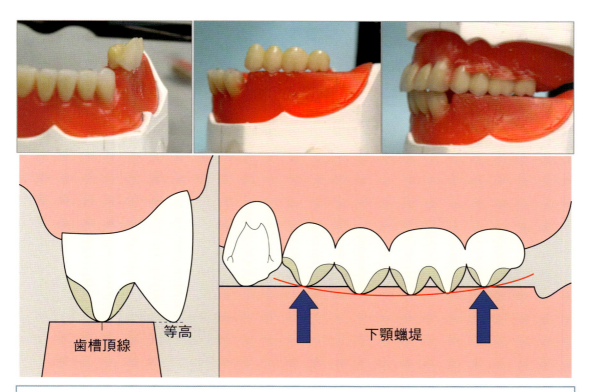

図⓭　e-Ha Q・クワトロブレード®の排列基準。上顎法で臼歯部排列を行うので、上顎犬歯遠心部にテンチの間隙が発生することがなく審美性の点でも有利。上顎犬歯からの移行と下顎蠟堤上の歯槽頂線を基準として、上顎4歯連結歯を適正に位置づける。次いで上顎蠟堤を適量削除して十分深く軟化し、咬合器を閉じて人工歯を焼き付ける

線上に上顎人工歯舌側咬頭頂がくるように位置づけて片側性テコ均衡を保つように排列します（図⓭）。下顎の歯槽頂線の設定は、前方基準点を第1小臼歯と第2小臼歯が以前あったと推定される位置の近遠心的中間点、後方基準点を第2大臼歯が以前あったと推定される位置に求め、この2ヵ所を通る直線とします。ただし、下顎の顎堤吸収が著明な症例では下顎歯槽堤のアーチが拡大するため、臼歯部の排列位置が頰側に片寄りすぎないように注意する必要があります。

その際、下顎歯槽頂線のみならずニュートラルゾーンと上顎犬歯からの歯列の連続性を十分に考慮して、頰舌的な排列位置と歯軸を決定することが臨床上重要です（図⓬）。また、上顎法で臼歯部排列を行うと、上顎犬歯遠心部にテンチの間隙が発生することがなく、審美性の点でも有利ですし、削合した分だけ咬合平面が下方へずれることがない点で

も下顎法と比較して有利です。

実際の操作にあたっては、図⓭に示すように第1小臼歯舌側咬頭頂と第2大臼歯近心舌側咬頭頂が下顎蠟堤上面にちょうど接触する位置まで、第2小臼歯舌側咬頭と第1大臼歯舌側咬頭を調節彎曲が付与されている分だけ蠟堤内に圧入して位置づけます。そして、上顎蠟堤を適量削除したうえで十分に深く軟化し、咬合器を閉じて人工歯を焼き付けます。

3．下顎臼歯の排列

左右の上顎臼歯部排列が終了した後に、インサイザル・ピンを0.2度（咬合器によって異なるが0.3㎜）程度わずかに挙上し、削合の余裕を確保します。

次いで咬合器を倒位とし、図⓮に示すようにティースポジショナーにより上顎臼歯に対して下顎臼歯を嵌合させて正確に位置づけます。また、このティースポジショナーにより、上下顎臼歯頰側咬頭間に適正な滑走間隙量の

chapter 09 有床義歯の咬合

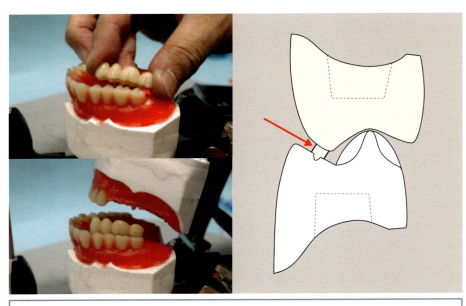

図⓮　下顎臼歯の排列。ティースポジショナーにより、上下顎歯列の咬合接触関係と適正な滑走間隙を容易に設定できる。次いで、そのまま咬合器を閉じて、十分に軟化した下顎蠟堤に人工歯を焼き付ける

基準である1.0mmを正確に、しかも極めて容易に設定できます。

下顎臼歯の排列位置を確認した後、下顎の蠟堤も同様に適量削除して十分に深く軟化し、咬合器を閉じて人工歯を焼き付ければ排列は完了です（図⓮）。

この段階で咬合器を前方運動させて、臼歯部がディスクルージョンすることなく、わずかな削合により前後的平衡が保てることを確認します。もしディスクルージョンが認められる場合は、上顎臼歯に次いで下顎臼歯の順に後方部を上方へわずかに移動させて咬合平面傾斜度の微調整を行います。その後、ティースポジショナーを削除することにより、容易に均等な滑走間隙を設定できます。

4．削合

前歯と臼歯の排列が完了した後、インサイザル・ピンの目盛りを0度（0mm）に戻し、広い範囲で両側性平衡を保つリンガライズド・オクルージョンを図⓯に示すようにわずかな削合により構成できます。この操作は、すべて下顎のオクルーザル・テーブル上に咬合紙で印記された早期接触ならびに干渉部を削除調整することにより終了します。

e-Ha Q・クワトロブレード®では、偏心運動時の的確なバランスド・オクルージョンを従来の人工歯と比較してはるかに容易に、しかも飛躍的に短時間で構成することができます。これは、下顎人工歯咬合面に顎機能と調和した適正な基本的形態が既に構築されているためです。実際の削合操作は、中心咬合位から開始し、次いで左右側方と前方の各偏心位で行います。その際、下顎模型をスプリットキャスト部から取り外して手掌に乗せ、模型後方からコーン状のポイントの腹部を顎運動の印記に沿わせて遠心方向へかき上げるようにすると短時間で効率的に削合を行うことができます（図⓯）。

咬合器上での削合の最終段階として、シリコーンポイントを用いて各偏心方向における咬合接触範囲の研磨操作を行いますが（図⓯）、前方と側方限界運動路間に認められる

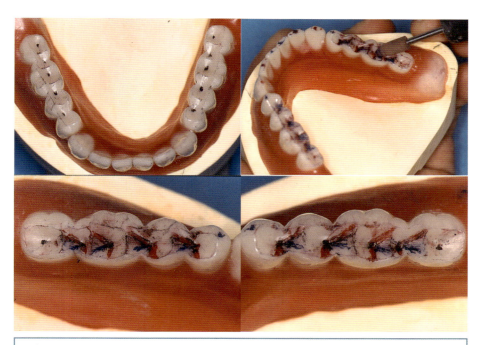

図❶ 削合操作は、下顎模型を手掌に乗せ、模型後方からポイントの腹部を顎運動の印記に沿わせて遠心方向へかき上げるようにすると、短時間で効率的に削合できる

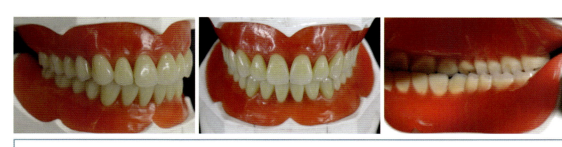

図❶ e-Ha Q で構成されたリンガライズド・オクルージョン

中間運動域の調整も合わせて行うことが肝要で、これにより患者さんは実際の種々の食品咀嚼をリンガライズド・オクルージョンでは困難な中間域でも円滑で快適に行えるようになります。

このように4歯連結のe-Ha Q では、リンガライズド・オクルージョンを短時間で的確に構成することができ、患者さんにも喜んでいただけます（図❶）。ぜひ臨床で生かしてください。

○　　○　　○

以上、全部床義歯の患者さんに、安定がよくしっかり噛めて食べやすいと喜んでいただける咬合構成の基準を、リンガライズド・オクルージョンを中心にフルバランスド・オクルージョンとの比較も交えて示しました。

【参考文献】
1）小出 馨（編）：臨床機能咬合学 咬合の7要素によるオクルージョンの臨床. 医歯薬出版，東京，2022.
2）小出 馨（編）：デザイニングコンプリートデンチャー. 医歯薬出版，東京，2019.

小出 馨　小出勝義　佐藤利英　小野寺保夫
星 久雄　宮本績輔　小出 耀　大林勢津子
福田博規

chapter 10 インプラントの咬合

インプラント症例の
安全な設定と咬合構成とは
的確な診断用ステントとサージカルガイド、
そしてロードコントロールを

chapter01 咬合の役割
chapter02 筋の触診
chapter03 顎関節の触診
chapter04 顎関節の診断
chapter05 咬合採得
chapter06 CrBrの咬合①
chapter07 CrBrの咬合②
chapter08 CrBrの咬合③
chapter09 有床義歯の咬合
chapter10 インプラントの咬合
chapter11 1分間のMagic
chapter12 咬合器を知る
chapter13 顎関節症の治療①
chapter14 顎関節症の治療②
chapter15 スポーツマウスガードの咬合
chapter16 体位や頭位と咬合
chapter17 舌のトレーニング
chapter18 唾液の効能

本章のテーマは、インプラント治療の安全な設定と咬合構成です。安心・安全な
インプラント治療のための現時点におけるヒントと将来展望をお示しします。

CTによる3Dデータの効果

近年、急速に歯科用CTが普及し、インプラント埋入術前に骨の状態をかなり詳細に把握できるようになってきました。パノラマX線撮影法による二次元情報だけでは限界があり、安全なインプラント埋入には情報不足だといえます。CTデータの解析ソフトも進化し、安全なインプラント埋入に不可欠な精度の高い術前のプランニングが可能になってきています。

医科用CTのような骨質の的確な評価は行えませんが、歯科用CTによる3Dデータは、下顎管や隣在歯根、上顎洞底の位置を立体的でリアルな画像により詳細な診断が可能です。使用するインプラントの選択や埋入の位置と角度の綿密な設計が行えます。インプラント埋入手術のシミュレーションはもとより、インフォームド・コンセントにおける患者さんの理解度の向上にも有効です。

診断用ステントとサージカルガイド

安全なインプラント埋入オペを可能にするのはサージカルガイドであり、そのサージカルガイドの作製や精度の高いインプラントプランニングには、まず的確な情報をCTデータに反映するための診断用ステント（CT撮影用ステント）が必要です。

診断用ステントを口腔内に装着してCT撮影を行うことにより、インプラント治療に不可欠な、①補綴歯の位置と歯軸、②補綴装置と既存骨の位置関係、③対向関係、④粘膜の厚さ、⑤補綴装置と粘膜面の関係、⑥歯肉や歯槽からの補綴歯のカントゥアなど、インプラント補綴を精度よく安全に行うための情報が得られます。

1. 診断用ステントの製作手順と活用（図❶～❸）

診断用ステントは、一般に少数歯欠損に適応する歯牙支持型と多数歯欠損に適応する床タイプの粘膜支持型に分類されます。いずれも造影性レジンを用いて、補綴する歯に対する骨や粘膜の位置関係をCT画像からよみとれるように以下の要領で製作すると効果的です。

①主に歯牙支持型では、欠損部に対し歯の理想的な補綴位置に診断用Wax-upを行います（図❶a）。

②Wax-upした歯を硫酸バリウムを混和した造影性レジンに置き換えてカスタムの造影性人工歯を製作します（図❶b、c）。

③造影性人工歯の中心に歯軸方向に沿ってストレートな穴を開け（図❶d）、熱可塑性プレートでフレーム部を製作します（図❶e）。

④床タイプの粘膜支持型では、既成の造影性人工歯により診断用排列を行うほうが簡便です（図❷a）。粘膜面の情報がCT画像で評価できるように、歯槽頂部に造影性レ

096   10 ▶ インプラントの咬合

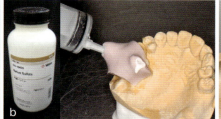
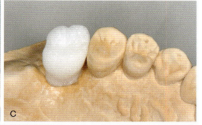
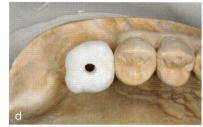
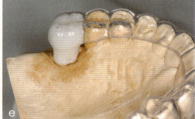

図❶ 診断用ステントの製作手順。少数歯欠損タイプの歯牙支持型では、欠損部に対し歯の理想的な補綴位置に診断用 Wax-up を行い（a）、硫酸バリウムを混和した造影性レジンに置き換える（b、c）。歯軸方向に沿ってストレートな穴を開け（d）、熱可塑性プレートで診断用ステントのフレームを製作する（e）

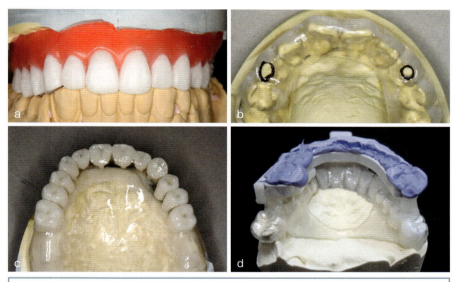

図❷ 硫酸バリウム入り人工歯を排列し（a）、歯槽頂部に造影性レジンを一層圧接したうえで透明の流し込みレジンで製作する（c）。CT撮影時にステントが浮いたり、咬合によって変形しないようにプレートの上にバイト用シリコーンで対合歯の圧痕を付けておく（d）。ステントやサージカルガイドの適合確認用に要所の開窓も有効（b）

ジンを一層圧接してから透明の流し込みレジンで床を製作すると有効です（図❷c）。
⑤ステントが浮き上がらないように注意してCT撮影を行いますが、歯牙支持型では浮き上がっていないことを確認するため、要所に適合確認用の開窓を行います（図❷b）。床タイプでは、噛み締めた状態で安定して浮き上がらない馬蹄形の位置決め用バイトブロックを製作しておきます（図❷d）。
⑥診断用ステントが写し込まれたCTデータを活用してプランニングを行います（図❸）。
⑦患者さんへの説明や解説に用いて患者さんの理解度を増すのに有効に使います。
⑧診断用ステントを応用してサージカルガイドに作り変えることも、ケースにより有効です。

2．サージカルガイドの製作（図❹❺）

サージカルガイドは、口腔内での適合性と維持安定性が良好で、ガイドの位置と方向が正確に再現できること、更に着脱やドリルの振動に耐えられる十分な強度を備えている必

chapter 10 インプラントの咬合

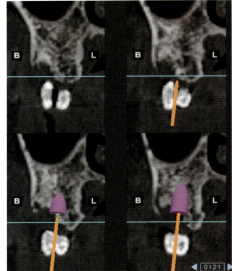

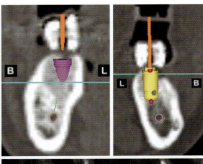

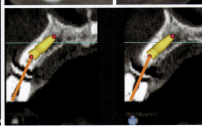

図❸ 診断用ステントが写し込まれたCTを活用してプランニング。造影性人工歯の穴とソフトティッシュの厚みを考慮し、インプラントのプランニングを行う。右下は床タイプの診断用ステントで、一層圧接した造影性レジンにより粘膜面を確認できる

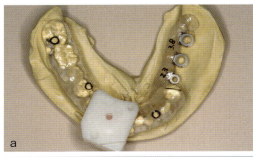
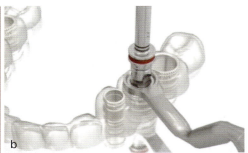

図❹ 診断用ステントをサージカルガイドに作り変え、CTデジタルデータを基にリアルタイムナビゲーションシステムでドリル用スリーブの角度を設定する方法

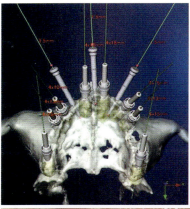
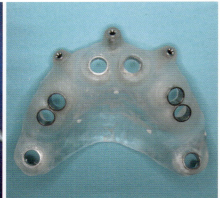

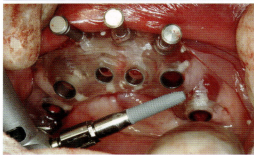

図❺ DICOMデータからノーベルガイドにより光造形し、バーチャルでスリーブを製作する方法

要があります。現在、フレームとドリル用スリーブの製作に、有効なものとして以下の方法があります。

1）フレームの製作法
　①診断用ステントを応用してサージカルガイドに作り変える（図❹a）
　② DICOM データ→光造形（図❺）
　③ DICOM データ＋模型のスキャンデータ→光造形＋ CAM によるレジンミリング

2）ドリル用スリーブの製作法
　①リアルタイムナビゲーションシステムによりスリーブの角度を設定（図❹b）
　② DICOM データ→バーチャルでスリーブ製作（図❺）
　③ DICOM データ＋模型のスキャンデータ→バーチャルでスリーブ製作
　④ DICOM データ＋模型のスキャンデータ→角度設定装置によりスリーブ製作

　これらのうち、フレームの製作には診断用ステントを応用してサージカルガイドに作り変え、CT デジタルデータを基にリアルタイムナビゲーションシステムでドリル用スリーブの角度を設定する方法は、実際の適合精度と位置再現性の点では有効です（図❹）。

=== 臨床例

● ケース１：シングルクラウン（図❻）

　44歳、女性。6|を歯根破折にて抜歯し、3ヵ月後にインプラントを埋入しました。抜歯窩の骨が脆弱だったため、ドリルレスでボーンコンデンスし骨質を改善することにより、通常のトルクで埋入することができたケースです。診断用ステントを組み込んだ CT による 3D データとそれに基づくサージカルガイドは、下顎管や隣在歯根を立体的でリアルな画像により正確に診断でき、適正な埋入の位置と角度の設定を可能にしてくれます。

　咬合は、chapter6 で示した天然歯と同様の咬合接触を付与し、偏心位では chapter8 で示した項目を踏まえて十分なディスクルージョン量の設定を行いました。咬合接触強さは、インプラント部が歯根膜の被圧変位量のない分、ライトタッピングで天然歯よりも軽く接触させ、やや強い噛み締め時には天然歯と均等な咬合接触が得られるように、レジストレーションストリップスにより十分注意して調整しました。フルブリッジなどとは異なり、単独歯ではやはりここが大切です。

ケース１（図❻）

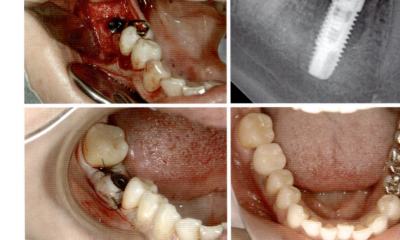

図❻　6|を歯根破折にて抜歯し、3ヵ月後にインプラントを埋入。インプラント部は歯根膜の被圧変位量のない分、ライトタッピングで天然歯よりも軽く接触させ、やや強い噛み締め時には天然歯と均等な咬合接触とする

chapter 10 インプラントの咬合

ケース2（図❼〜⓬）

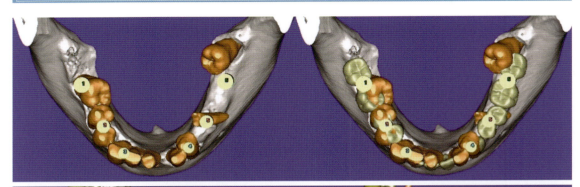

図❼ SimPlantにより検査し、下顎はインプラント6本支台のフルブリッジによる治療を計画

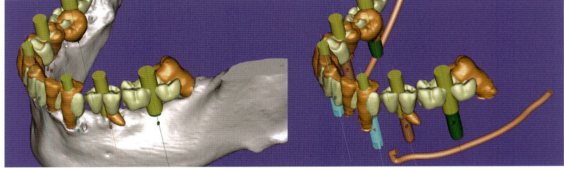

図❽ SimPlant診断によるバーチャルな三次元的埋入位置の設定

●ケース2：上顎全部床義歯、下顎ブリッジ（図❼〜⓬）

58歳、男性。残存歯は歯周病で保存不能でした。SimPlantにより検査し、上顎は全部床義歯、下顎はインプラント6本支台のフ ルブリッジによる治療を計画しました（図❼ ❽）。

サージカルガイドによりインプラントの埋入を行い、SimPlant診断によるバーチャルな三次元的埋入位置とオペ後の実際の埋入さ

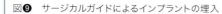

図❾　サージカルガイドによるインプラントの埋入

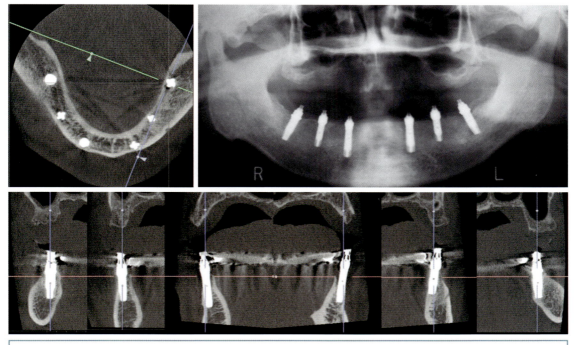

図❿　オペ後の実際の埋入された位置を評価し、安全な処置がなされたことを確認

　れた位置はほとんど差がなく、安全な処置がなされたことを確認しました（図❾❿）。
　補綴装置は、フェイスボウトランスファー、ゴシックアーチ描記、左右側方のチェックバイトによる咬合器の作業側と平衡側の顆路調節を行って、両側性平衡型リンガライズドオクルージョンを構成しました（図⓫⓬）。これにより上顎の顎堤保全と義歯の安定、また下顎インプラントの支持組織への機能圧の適正配分が図れるように配慮しました。

chapter 10 インプラントの咬合

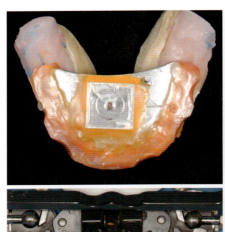
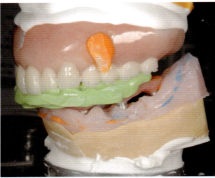
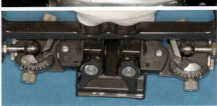

図⓫　左右側方のチェックバイトによる咬合器の作業側と平衡側の顆路調節を行って、下顎の側方運動を再現する

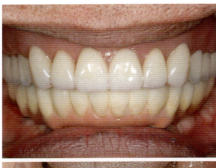
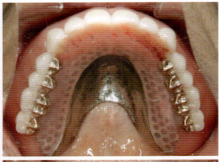
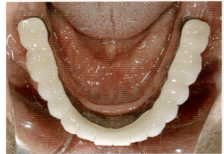
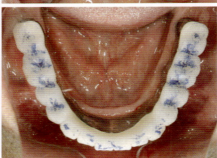

図⓬　両側性平衡型リンガライズドオクルージョンを構成し、上顎の顎堤保全と義歯の安定、また下顎インプラントの支持組織への機能圧の適正配分を図る

● ケース3：上下顎ブリッジ（図⓭⓮）

64歳、女性。上顎は無歯顎、下顎は3̄、3̄4̄のみ残存です。上顎は歯槽骨幅が約1mmと極薄な状態であったため、ドリルレスでオーギュメーターを用い、OAMシステムにより埋入を行いました（図⓭）。両側サイナス部も洞底まで1～2mmと脆弱かつ極薄な状態で、しかも患者さんはブラキサーであったため、長期的な予後を見据えて上顎の上部構造体は各インプラントの支持組織への咬合圧負担を分散する目的で、フルブリッジのワンピース構造で製作しました。

フレームはCo-Cr合金のCAD/CAM（CARAシステム）により製作したので、曲げ強度に優れ、白金加金の約1/3の重量で、厚さや形態の自由度が高く、セラミック焼成時の変形も極めて少ないという利点があります（図⓮）。現在ではCAD/CAM技術の進歩により、フルブリッジのワンピース構造でも適合精度に問題のないシステムが開発されてきていま

ケース3 （図⓭⓮）

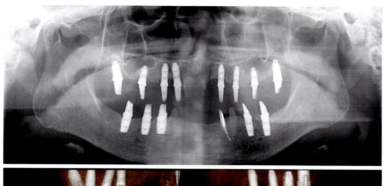
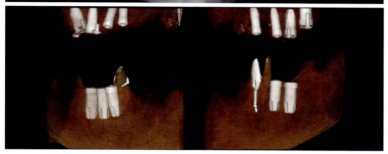

図⓭ 上顎は歯槽骨幅が約1mmと極薄な状態のため、OAMシステムによりインプラントの埋入を行った

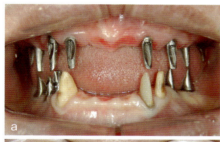
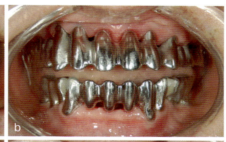
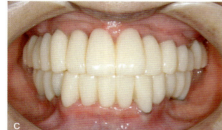
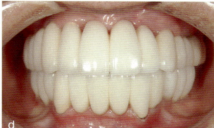

図⓮ フレームはCo-Cr合金のCAD/CAM（CARAシステム）により製作（b）。プロビジョナル（c）、ファイナル（d）

す。Co-Cr合金では、必要な場合にレーザー溶接も可能なのも利点です。一般にジルコニアと比較して審美性には劣りますが、もし将来セラミックのチッピングが生じて修理のためにいったん取り外す際にも、フレーム破損の心配がない点でもCo-Cr合金は有利です。

臼歯部の咬合は、上下顎ともブリッジであることと、対合歯の歯冠位置を考慮してchapter6で示したcusp to ridgeとし、側方ガイドはchapter7で示した前方と後方へのブレーシングイコライザーを備えたガイドを構成しました。また、上顎がフルブリッジのため、上顎前歯部の緩衝機能が発揮されないことから、やや強い噛み締め時に天然歯支台の下顎前歯部ブリッジとインプラント支台の下顎臼歯部が同時に対合歯と咬合接触し、力の適正配分が図れるように調整しました。

chapter 10 インプラントの咬合

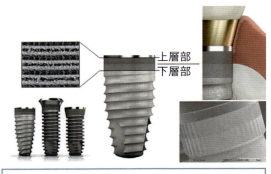

図⓯ Laser-lok Microchannels の構成。Laser-lok カラー部の Microchannels は2つの層から構成され、グルーブのサイズは上層部で深さ6μm、幅8μm、下層部で深さ12μm、幅12μmである

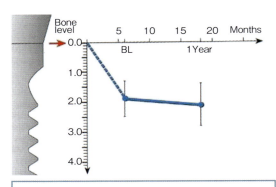

図⓰ 従来のツーピースインプラントシステムでは、アバットメントを連結し補綴処置後12ヵ月で約2mm、第1スレッド付近まで骨吸収が生じる

■ インプラント治療の近未来像への期待

インプラント治療を成功させるためには、フィクスチャーおよび上部構造がインプラント周囲の骨および歯肉と調和している必要があります。ここに示します"Biohorizons Laser-lok Microchannels Implant System"は、インプラント周囲に結合組織付着を獲得する可能性を秘めており、今後大いに期待がもてると考えています。

1. Laser-lok Microchannels の構造

Laser-lok Microchannels とは、インプラント体カラー部に、コンピュータ制御のレーザーアブレーション法により形成された緻密な微少加工処置のことです。その主目的は、軟組織及び硬組織と細胞レベルで機械的な結合付着を獲得し、インプラント周囲の歯肉および骨のレベルを維持することにあります。Laser-lok Microchannels は2つの層から構成されていて、グルーブのμmサイズは上層部で深さ6μm、幅8μm、下層部で深さ12μm、幅12μmです（図⓯）。

2. Biohorizons Laser-lok Implant

従来のツーピースインプラントシステムでは、アバットメントを連結し補綴処置後12ヵ月で約2mm、第1スレッド付近まで骨吸収が生じることが知られています（図⓰）。インプラント周囲の骨レベルは、インプラント治療の成功を評価する基準の1つで[2]、Microthreads はこの骨レベル維持を目的として付与されています。

フィクスチャーカラー部のスレッドを30倍で観察すると、各インプラントシステムに大差はなく見える Microthreads の構造が、300倍では一変して Laser-lok Microchannels のみでマイクロレベルでも規則正しく加工された表面性状が観察されます（図⓯）。

生体が、この Laser-lok Microchannels にどのように反応を示すかを、これまでになされてきたマイクロレベルの *In Vitro* の一連の研究結果から示しますと、12μmのグルーブは骨芽細胞の成長に比べて線維組織の成長を抑制する能力が最大で、8μmのグルーブは上皮細胞の移動を抑制することが明らかにされています[3〜5]。そして、幅と深さが6〜12μmの範囲のグルーブがインプラント周囲組織にとって最適であったことが示されています。

天然歯の周囲には約3mmの生物学的幅径が存在し、それは1mmのSulcus、1mmのEpithelial Attachment、そして1mmのConnective tissue から構成されています（図⓱）。インプラント周囲のコラーゲン線維の配列は、天然歯の歯周組織の配列とは異なっています。天然歯ではセメント質に入り込んだシャーピー線維

104 10▶インプラントの咬合

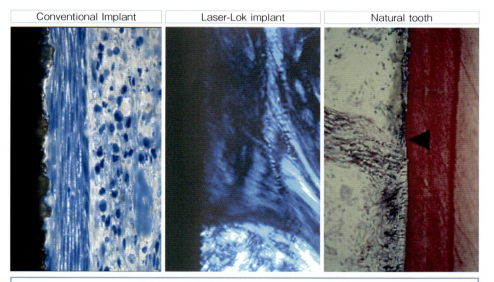

図⓱ 天然歯の周囲には約3mmの生物学的幅径が存在する（1mmのSulcus、1mmのEpithelial Attachment、1mmのConnective tissueから構成される）。Laser-lok Microchannelsに向かうコラーゲン線維配列の層は天然歯と同様のConective Bandを形成する

図⓲ Laser-lok Microchannelsには天然歯と同様のインプラント体表面に垂直に走行する機能的なコラーゲン線維配列が認められる

による付着を示し、そのすぐ上方に接合上皮が付着しています。

一方、オッセオインテグレーテッドインプラントでは、これらのコラーゲン線維の束がインプラント体長軸に平行に走行しています（図⓲）[6,7]。天然歯とインプラントの生物学的幅径要素の違いは、支持歯槽骨の骨頂の位置と関連しています[8〜10]。2ピースタイプのインプラントに認められるアバットメントコネクション部に生じる炎症性細胞浸潤は、骨の喪失をもたらし、結合組織成分が根尖方向へ移動する所見が認められています[11]。

ハーバード大学のDr. Myron Nevinsの報告によると、Laser-lok Microchannelsには天然歯と同様のインプラント体表面に垂直に走行する機能的なコラーゲン線維配列が認められ（図⓲）[2]、同SEM画像では、ファイバーが何層にもLaser-lokのグルーブに絡

chapter 10 インプラントの咬合

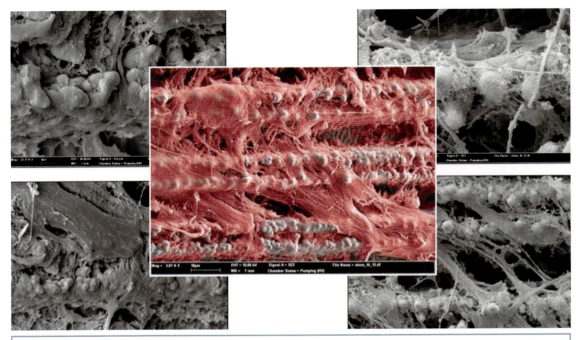

図⑲ SEM画像では、ファイバーが何層にも Laser-lok のグルーブに絡みついている

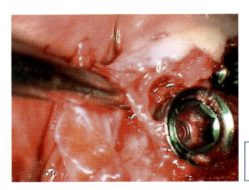

図⑳ 確認された天然歯と同様の Connective Band

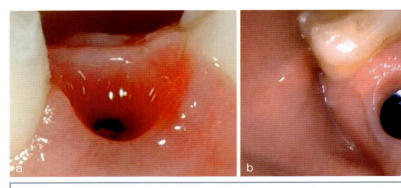

図㉑ Laser-lok Microchannels Implant（b）では、インプラント部の内縁上皮に従来のインプラントシステム（a）では見ることのできなかった健康で成熟した組織が認められる

みついている様子が観察されています（図❶）。この Laser-lok Microchannels に向うコラーゲン線維配列の層が天然歯と同様の Connective Band を形成し、上皮の根尖方向への移動を防止し、支持歯槽骨の骨頂レベルを維持している可能性が示されています（図❷）[12,13]。

また、インプラント部の内縁上皮には従来のインプラントシステムでは見ることのできなかった健康で成熟した組織が認められます（図❸）。これらの光学顕微鏡による評価は、インプラント体表面への接合上皮細胞の緻密な接触を示しています。また、歯冠方向への新生骨のリモデリングも観察されています。

インプラント周囲の硬組織および軟組織が維持されるか否かは、いかに上皮の下方成長を抑制し、機械的な結合組織付着部を確立して支持骨の骨頂を維持安定できるかにかかっています。Laser-lok Microchannels Implant System はインプラント体表面の Microchannels が上皮細胞の下方成長と増殖を抑制し[2,3]、同時に骨芽細胞や線維芽細胞の機能を特異的に制御していることが明らかにされており[5,15]、天然歯でみられるような生物学的幅径と似た構造をもつ可能性が示されています。期待できそうです。

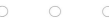

安全なインプラント埋入には CT 撮影による3Dデータが極めて有効です。しかし、CT を撮影しても口腔内の状況や位置関係を伝える的確な診断用ステントを使用していないと十分な効果が発揮できず、精度の高いプランニングも行えません。診断用ステントを活用したプランニングや的確なサージカルガイドの使用は、安全なインプラント埋入に不可欠です。そして、生体が天然歯に対するように反応し、生体に優しくてリセッションの生じにくい、安全な人工歯根が完成してほしいと願っています。

【参考文献】
1) 小出 馨（編）：臨床機能咬合学 咬合の7要素によるオクルージョンの臨床．医歯薬出版，東京，2022.
2) Nevins M, Nevins ML, Camelo M, Boyesen JL, Kim DM: Human histologic evidence of a connective tissue attachment to a dental implant. Int J Periodontics Iostorative Dent, 28: 111-121, 2008.
3) Weiner S, Simon J, Ehrenberg DS, Zweig B, Ricci JL: The effects of laser microtextured collars upon crestal bone levels of dental implants. Implant Dent, 17: 217-228, 2008.
4) Frenkel SR, Simon J, Alexander H, Dennis M, Ricci JL: Osseointegration on metallic implant surface; Effects of microgeometry and growth factor treatment. J Biomed Mater Res, 63: 706-713, 2002.
5) Soboyejo WO, Nemetski B, Allameh S, Marcantonio N, Mercer C, Ricci J: Interactions between MC3T3-E1 cells and texturd Ti6A14V surfaces. J Biomed Mater Res, 62: 56-72, 2002.
6) Gargiulo AW, Wentz FM, Orban B: Dimensions of the dentogingival junction in humans. J Periodontol, 32: 261-267, 1969.
7) Listgarten MA, Lang NP, Schroeder HE, Schroeder A: Penodontal tissues and their counterparts around endosseous implants. Clin Oral implants Res, [cortecded and republished with onginal paging], 2(3): 1-19, 1991.
8) Oakley E, Rhyu IC, Karatzas S, Gandini Santiago L, Nevins M, Caton J: Formation of the biologic width following crown lengthening in nonhuman Primats. Int J periodontics Restorative Dent, 19: 529-541, 1999.
9) Vercellotti T, Nevins ML, Kim DM, et al: Osseous response following resective thelapy with piezosurgery. Int J piriodontics Restorative Dent, 25: 543-549, 2005.
10) Hartmal GA, Cochran DL: Initial implant position determines the magnitude of crestal bone remodeling. J periodantal, 75: 572-577, 2004.
11) Berglundh T, Lindhe J: Dimension of the periimplant mucosa. Biological width revisited. J Clin periodontal, 23: 971-973, 1996.
12) Ericcson I, Persson LG, Berglundh T, Mannello CP, Lindhe J, Klinge B: Different types of inflammatory reactions in periimplant soft tissues. J Clin Periodontol, 22: 255-261, 1995.
13) Goldman HM: The behavior o transseptal fibers in periodontal disease. J Dent Res, 36: 249-254, 1957.
14) Buser D, Weber HP, Donath K, Fiorellini JP, Paquette DW, Williams RC: Soft tissue reactions to non-submerged unloaded titanium implants in beagle dogs. J periodantal, 63: 225-235, 1992.
15) Ricci JL, Grew JC, Alexander H: Connective-tissue responses to defined biomaterial surfaces. I. Growth of rat fibroblast and bone marrow cell colonies on microgrooved substrates. J Biomed Mater Res, 85: 313-325, 2008.

小出 馨　白石大典　松島正和　浅野栄一朗　小出 耀
田中希代子　小野兼義　山口芳正　﨑田竜仁

chapter 11

1分間のMagic

フェイスボウトランスファーが
咬合へ及ぼす絶大な効果を知る

　本章はフェイスボウトランスファーの重要性がテーマです。一般に、フェイスボウトランスファーの有効性は、残念ながら十分に理解されていません。したがって、フェイスボウトランスファーを行わなかった場合に、口腔内で生じる下顎の偏心滑走運動と咬合器上での偏心運動との間に生じる違いが極めて大きく、補綴装置の咬合に影響を及ぼしてくることの認識が顕著に不足しています。そのため、安易に正中矢状面を基準として模型を平均値で咬合器に装着してしまっていることが多いのが現状です。

　フェイスボウトランスファーは1分ほどの短時間で行える簡単な操作ですが、これを行うことによってはじめて、チェックバイト法などによる下顎運動の再現精度を臨床上問題の生じないレベルまで高めることが可能になります。本章で示すフェイスボウトランスファーの"咬合をはじめとする補綴装置へ及ぼす絶大な効果"がわかると、すっきり霧が晴れて臨床が楽しくなります。

フェイスボウトランスファーの8つの効果

　フェイスボウトランスファーは、左右顎関節の顆頭に対する上顎歯列の位置関係を咬合器上へ移す作業で、その基本的効果として以下の8つが挙げられます。

1．ボンウィル三角の再現（図❶）

　ボンウィル三角は、左右の顆頭点と切歯点を結ぶ一辺が4インチ（約10cm）の正三角形で、フェイスボウトランスファーにより患者固有のボンウィル三角が咬合器上に再現されます。

2．バルクウィル角の再現（図❷）

　バルクウィル角は、矢状面上におけるボンウィル三角と咬合平面とのなす角度です。患者さん固有のボンウィル三角のみを咬合器上に再現したとしても、このバルクウィル角も同時に再現していなければ、左右の顆頭に対する上顎歯列の三次元的位置関係を再現したことにはなりません。

3．蝶番開閉口運動軸の再現（図❸）

　ボンウィル三角とバルクウィル角の再現により、はじめて患者さん固有の上顎歯列に対する左右顆頭の位置関係が咬合器上へ移行され、患者さんの顆頭間軸と咬合器の顆頭間軸が一致することにより、蝶番開閉口運動の回転軸が再現されます。

4．下顎開閉口路の再現（図❸）

　中心咬合位から切歯点の位置で10mm程度の開閉口運動を行っている際には、下顎は左右の顆頭点を結んだ顆頭間軸を中心とした蝶番開閉口運動のみで、滑走運動はほとんど生じません。左右の顆頭点を後方基準点としてフェイスボウトランスファーを行うことにより、患者さんの蝶番開閉口運動路と咬合器の開閉口路を近似させることができます。

5．補綴装置における早期接触の予防（図❹）

　フェイスボウトランスファーを行わずに模型を咬合器に装着した場合には、下顎の開閉口運動路と咬合器の開閉口運動路の間に差が

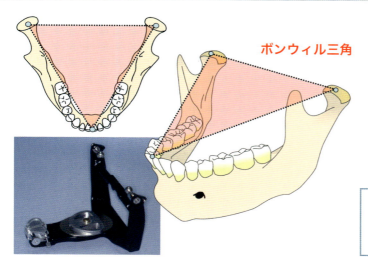

図❶　ボンウィル三角の再現。ボンウィル三角は、左右の顆頭点と切歯点を結ぶ一辺が4インチ（約10cm）の正三角形である。患者固有のボンウィル三角が咬合器上に再現される

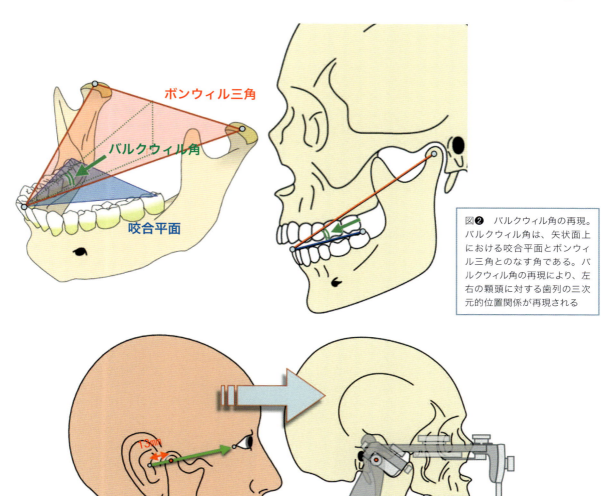

図❷　バルクウィル角の再現。バルクウィル角は、矢状面上における咬合平面とボンウィル三角とのなす角である。バルクウィル角の再現により、左右の顆頭に対する歯列の三次元的位置関係が再現される

図❸　蝶番開閉口運動軸と経路の再現。平均的顆頭点（ベイロンズポイント：耳珠後縁から外眼角方向へ13mmの点）に対する上顎歯列の三次元的位置関係を咬合器上へトランスファーする。蝶番開閉口運動の回転軸が再現され、生体の開閉口路と咬合器の開閉口路が近似する

chapter 11 1分間のMagic

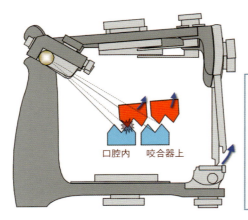

図❹a フェイスボウトランスファーにより、生体の開閉口路と咬合器上の開閉口路が近似し、早期接触の予防と食品溢出スペースの確保が可能になる

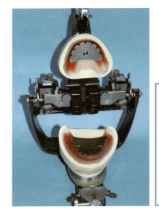

図❹b 咬合器へのゴシックアーチトレーサーの組み込み。無歯顎症例では、上顎にスタイラス、下顎にプレートを設置し、偏心位チェックバイトの精度を高める

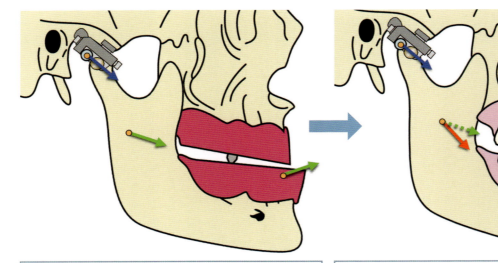

図❺a フェイスボウトランスファーを行い、ゴシックアーチトレーサーを用いた偏心位でのチェックバイトにより顆路調節を行った状態

図❺b 完成した補綴装置で偏心位の咬合高径が変化しても、顆頭と咬合器の顆頭球の位置が一致しているので咬合は適正に構成される

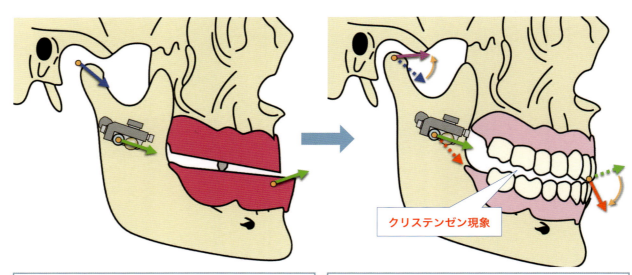

図❻a フェイスボウトランスファーを行わず、正中矢状面を基準とした平均値で咬合器に模型を装着して咬合器の顆路調節を行った状態。図にはわかりやすいように、生体の顆頭と咬合器の顆頭球との間に40mmのずれが生じている状態を示した

図❻b 完成した補綴装置で偏心位の咬合高径が変化すると、顆路に狂いを生じる。顆路調節を行った咬合器上でバランスドオクルージョンが構成されているのに、患者さんの口腔内では著明なクリステンゼン現象が生じて義歯は偏心位で脱離する。患者さんの矢状顆路が+40°なのに-10°に狂わせて咬合構成した

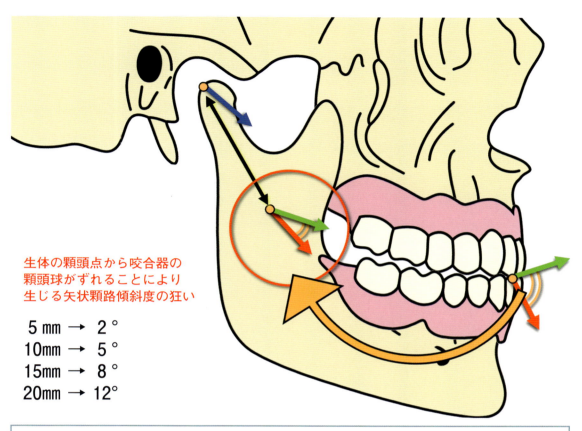

生体の顆頭点から咬合器の
顆頭球がずれることにより
生じる矢状顆路傾斜度の狂い

 5mm → 2°
10mm → 5°
15mm → 8°
20mm → 12°

図❼　生体の顆頭点から咬合器の顆頭球がずれる距離と、偏心位で咬合高径が変化することにより生じる矢状顆路傾斜度の狂い。この図ではわかりやすいように40mm程度ずれたときの状態を示しているが、フェイスボウを使わないと20mm程度のずれは容易に生じる。フェイスボウを使えば顆頭点から通常5mmとズレることはなく、臨床上十分な下顎運動の再現が可能である

生じます。この状態で、咬頭傾斜が大きい咬合面形態で緊密な咬合関係を構成した場合には、開閉口路上で補綴装置に早期接触が生じたり、上下顎咬合面間の食品の溢出スペースが適正に保てなくなり、円滑な咀嚼機能が障害されることもあります。

6．下顎運動の再現性の向上（図❺〜❼）

　フェイスボウトランスファーを行わず、正中矢状面を基準とした平均値で咬合器に模型を装着した場合、咬合器の顆頭球の位置は実際の顆頭点の位置から容易に20mm程度の位置的ずれが生じます。その際には、偏心位のチェックバイトを採得した顎位と完成した補綴装置による偏心位の顎位との間に咬合高径の差が発生し、その分の角度差により顆路調節を行って下顎運動を再現する際の顆路に狂いが生じます（図❺❻）。これは咬合器のタイプの違いにかかわらず生じる現象で、矢状顆路傾斜度は容易に10〜12°程度狂います（図❼）。

　これは、たとえば全部床義歯を製作する際に、患者さんの矢状顆路傾斜度が30°なのに18°に狂わせてバランスドオクルージョンとなる義歯を製作してしまったのと同様の現象が起きます。つまり、顆路調節を行った咬合器上でバランスドオクルージョンをしっかりと構成したのに、患者さんの口腔内では著明なクリステンゼン現象が著明に生じて義歯は偏心位で転覆します（図❻b）。

　このように、フェイスボウトランスファーは下顎運動を咬合器上に再現する際の大前提なのです。これを行わなければ、ゴシックアーチ描記やチェックバイトにより咬合器の顆路調節を行った意味がまったくないことを、十分認識しておく必要があります（図❼❽）。

chapter 11　1分間のMagic

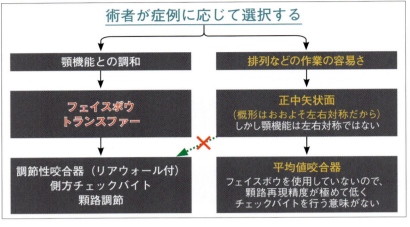

図❽　正中矢状面を基準として平均値で咬合器に模型を装着した場合は、フェイスボウトランスファーを行っていないので顆路再現精度が極めて低く、チェックバイトや顆路調節を行う意味がない。顎機能との調和を図るには、フェイスボウトランスファー、側方チェックバイト、作業側側方顆路調節機構（リアウォール）を備えた半調節性咬合器の使用が不可欠

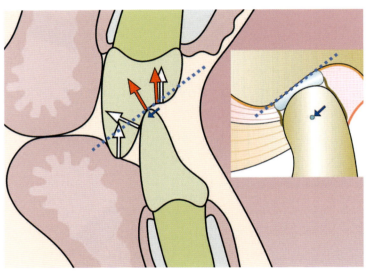

図❾　フェイスボウトランスファーを行うことにより、実際の患者さんの顆路傾斜度の値が求まり、アンテリアガイダンスの設定基準が得られる

7．アンテリアガイダンスの設定基準が得られる（図❾）

　フェイスボウトランスファーを行うことにより、実際の患者さんの左右顎関節部における顆路傾斜度の値が求まり（図❺）、この値を基準にすることにより図❾で示すように、顎関節の機能と調和した適正な角度にアンテリアガイダンスを設定することができます。

8．前歯の歯軸と被蓋の設定基準が得られる（図❿〜⓭）

　前歯部における歯軸の設定や被蓋、すなわちオーバージェット、オーバーバイトの設定は審美性や発音、咀嚼機能、口唇感覚、偏心位におけるガイドと臼歯部のディスクルージョン量にも影響を及ぼす重要な因子です。しかし、咬合器上での前歯の歯軸や被蓋は、各咬合器ごとに定められている基準平面によ

り異なってきます。フェイスボウレコードは、基本的に左右の顆頭と上顎歯列の三次元的位置関係を記録するものですが、その際に前方基準点を求めることにより咬合器へ模型を装着する際の基準平面も記録しています。

　つまり、この前方基準点は、後方基準点とともに基準平面を記録し、咬合器上に患者さんの頭位、つまり上顎歯列の上下的位置と前後的傾斜度を再現します。そして、この前方基準点の位置によって、咬合器上の前歯部歯軸傾斜度やオーバージェット、オーバーバイトの量、さらに前方ガイドの角度までが変わってきてしまいます（図❿⓫）。

　このように、前方基準点の位置は咬合器の各機種ごとに定められている水平基準平面によって決まっていて、フランクフルト平面を基準とする場合は眼窩下縁（図⓬）、カンペ

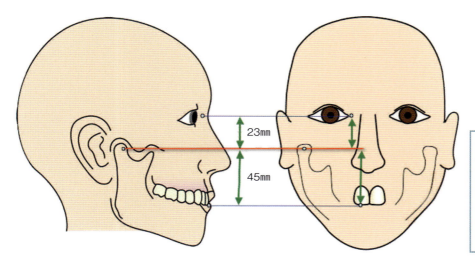

図❿ 自然頭位をトランスファーするための前方参照点。内眼角から23mm下方、ばらつきは大きくなるが操作性を優先するなら上顎前歯切縁から45mm上方

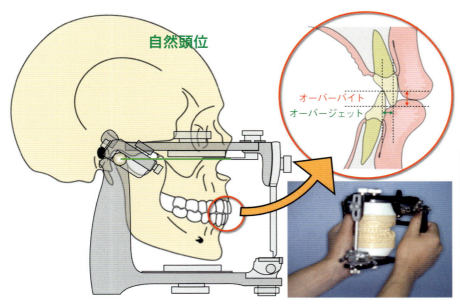

図⓫ 自然頭位をトランスファーする場合、前方基準点は内眼角から23mm下方の点が原則となる。自然頭位によると適正なオーバーバイト、オーバージェット、上顎前歯の歯軸が咬合器上で設定できる

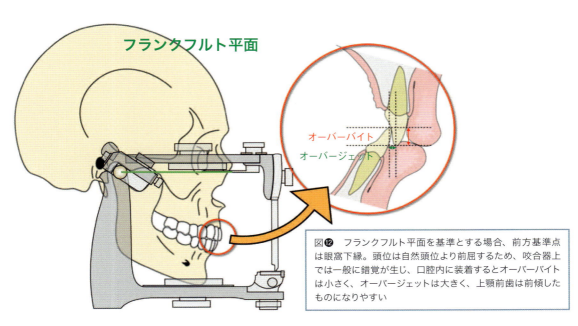

図⓬ フランクフルト平面を基準とする場合、前方基準点は眼窩下縁。頭位は自然頭位より前屈するため、咬合器上では一般に錯覚が生じ、口腔内に装着するとオーバーバイトは小さく、オーバージェットは大きく、上顎前歯は前傾したものになりやすい

chapter 11 1分間のMagic

カンペル平面

オーバーバイト
オーバージェット

図⓭ カンペル平面を基準とする場合、前方基準点は鼻翼下縁。頭位は自然頭位より後屈するため、咬合器上では一般に錯覚が生じ、口腔内に装着するとオーバーバイトは大きく、オーバージェットは小さく、上顎前歯は内傾したものになりやすい

ル平面を基準とする場合は鼻翼下縁（図⓭）、患者さんの自然頭位をトランスファーする場合は内眼角から23mm下方の点（図⓾⓫）にそれぞれ求めます。前方基準点を眼窩下縁に求めた場合は自然頭位の状態よりも咬合平面は急傾斜になり、矢状顆路傾斜度も大きくなるため、補綴装置製作に際して咬合器の偏心運動の操作が行いにくくなります（図⓬）。鼻翼下縁に求める場合は、自然頭位の状態よりも咬合平面の傾斜は緩やかになります（図⓭）。

また、前歯部の歯軸や被蓋を決定する際に、患者さん固有の自然頭位を咬合器上に再現していない場合は、当然前歯部の機能と審美に調和した適切な歯軸や被蓋の設定が困難になります。つまり、フランクフルト平面を基準にすると咬合器上で頭位が前傾しますので、図⓫の自然頭位と比べてオーバーバイトが大きく、オーバージェットは小さく、上顎前歯の歯軸は内傾します。そのため、逆に咬合器上で製作する上顎前歯は、口腔内に装着すると一般に錯覚が生じて前傾したものになりやすいのです。一方、カンペル平面を基準にすると、フランクフルト平面のときとは反対に歯軸は内傾したものになりやすく、プロビジョナルでの確認を十分に行ってもビスクベイクの試適で修正が必要となることが多く

なりがちなので要注意です。前方基準点を内眼角の23mm下方に求めて自然頭位でトランスファーした場合は、咬合器への模型装着位置が患者さんの自然頭位とほぼ同じ状態になり、患者さんが目の前にいるのと同じ感覚で補綴装置を製作することが可能となり、臨床上とても有利です（図⓫）。

フェイスボウの種類とその特徴

フェイスボウには、従来型のフェイシャルタイプとイヤーロッドを備えたイヤータイプがあります。一般に操作性の優れたイヤータイプが好まれる傾向にありますが、それらの特徴を十分に理解しておくと円滑な臨床応用に役立ちます。

1. フェイシャルボウ

フェイシャルタイプは、皮膚面上にマークした左右の平均的顆頭点にコンダイルロッドを適合させて記録するため、記録操作は1人では行えず、左右の平均的顆頭点にコンダイルロッドの先端を適合させておく介助者が2名必要です。また、コンダイルロッドの先端の位置が安定しないため、バイトフォークを固定する際や前方基準点を求める際に、後方基準点の位置がずれやすく、咬合器上の適正な位置からずれて作業模型が装着されてしまうことが多いという欠点があります。

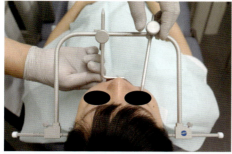
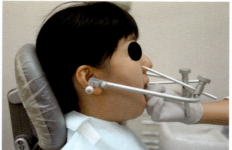
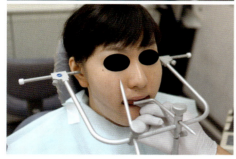
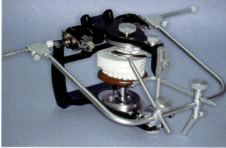

図⓮ イヤーボウタイプのフェイスボウは、左右の外耳道にイヤーロッドを挿入するため術者1人でも行える。また、ボウの弾力性により左右外耳道内へ均等な圧をかけて固定できる

2．イヤーボウ（図⓮）

　イヤータイプのフェイスボウは、左右の外耳道にイヤーロッドを挿入するため、術者1人でも記録でき、しかもボウの弾力性により左右外耳道内にしっかりと均等な圧をかけて固定することができるという利点があり、その操作の簡便さから近年広く普及しています。

　しかし、イヤーロッドが耳珠にひっかかって十分に奥まで入っていないのに気づかず、左右非対称な状態で記録してしまったり、患者さんにバイトフォークを噛ませて固定すると、下顎頭の後面がイヤーピースと干渉してフェイスボウを歪めてしまい、正確な記録が行えない場合があります。

　したがって、耳珠に注意し、患者さんにはバイトフォークを噛ませずに開口状態を維持してもらい、バイトフォークは術者か介助者が下方から保持して記録すると適正なトランスファーが行えます。

3．スライドマチック機構と従来型フェイスボウ（図⓯）

　スライドマチックフェイスボウは、イヤーボウの開閉スライドが左右均等に滑走できるので操作性はよいのですが、バイトフォークの固定ネジをすべて締めた後に最終的にずれが生じていないか、あるいはイヤーピースが

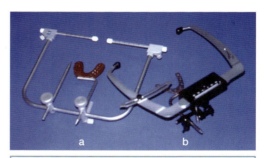

図⓯ 従来型のイヤーボウ（a）とスライドマチック型イヤーボウ（b）

歪みなく左右均等に外耳道へ挿入されていたかを確認できない点が問題です。

　これに対して従来型のイヤーボウでは、バイトフォークの固定ネジを締めた後にイヤーロッド固定ネジを緩めて再度外耳道へ挿入し、左右の目盛りが同じ値であればずれや歪みがないと確認できる点が臨床上有利です。

コンパウンドでバイトフォークを包み込む

　フェイスボウトランスファー時に上顎模型が完成している場合は、CrBr症例ではもちろんのこと全部床義歯症例でも蠟堤は使用しません。いずれのケースでも前もって温湯中で軟化したモデリングコンパウンドによりバイトフォークを包み込み、それを作業模型表面に適合するようにしっかりと圧接して賦形

chapter 11　1分間のMagic

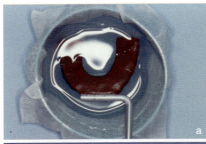
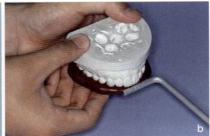
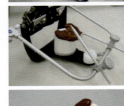
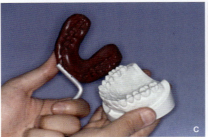
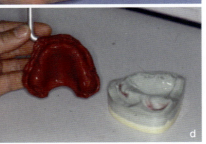

図⓰　有歯顎症例（a～c）と無歯顎症例（d）への対応

図⓱　フェイスボウレコードの送付には、バイトフォーク下面のコアを採得し、コアとバイトフォークのみ送付するのが簡便で確実

したものを準備して使用します（図⓰⓱）。この方法では、左右の顆頭に対する上顎の位置関係を確実に安定した状態で記録でき、咬合器への上顎模型装着時にも、模型にぴったりと適合したコンパウンドにより堅牢な模型の支持が得られ、的確な装着操作が行えて臨床上有効です。

　バイトフォークに盛り付けたモデリングコンパウンドを作業模型表面に圧接する際には、上顎歯列の正中とバイトフォークの正中部を一致させ、杷柄部は正中矢状面と平行にします（図⓰）。これにより、フェイスボウがインサイザルピンやインサイザルテーブルなどと干渉を生じることなく、円滑に咬合器へトランスファーできます。

咬合平面の位置と彎曲度の評価

　咬合平面の位置を評価するには、やはりフェイスボウトランスファーにより基準となる前述のボンウィル三角とバルクウィル角を咬合器上に再現することが重要です。

　咬合平面の彎曲度は、矢状彎曲であるCurve of Spee、側方彎曲であるCurve of Wilson、そして"咬合平面の彎曲"を篩骨鶏冠付近に中心をもつ半径約4インチ（約10cm）の球面として捉えたMonsonの球面などによって示されます（図⓲）。

　実際の咬合平面の位置と彎曲度の決定や分析・診断には、フェイスボウトランスファーにより咬合器に模型を装着し、オクルーザルプレーンアナライザーを用いて、その基準を具体的に明示することができます。プロアーチ・オクルーザルプレーンアナライザー（図⓳）は、専用のマグネットループによりコンパスを用いなくてもワンタッチで咬合平面の位置と彎曲度の分析が可能で、顆頭球を基準としたMonsonの球面による診断も容易に行えます。実際の技工に際しても、マグネット式の装置により簡便で手際よく基準に従った作業を行うことができます。

　従来、この咬合平面の位置と彎曲度は実際のところ臨床上軽視されてきましたが、各歯の歯周組織への適正な機能圧配分、顎関節への圧負担要素、ディスクルージョン量との関連、咬頭干渉回避の要素、咀嚼時の頬側ならびに舌側から咬合面への食物移送、咀嚼能率などに影響を及ぼす重要な要件です。したがって歯列再建と保全にあたり、この咬合平面の位置と彎曲度に関する適正な咬合診断は不可欠です。

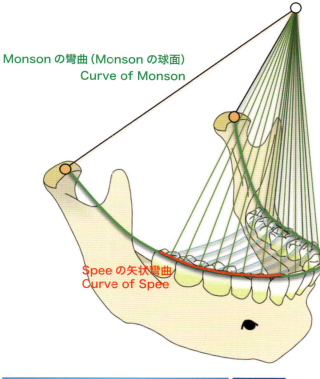

咬合平面の位置と彎曲度の効果

1. 各歯の歯周組織への適正な機能圧配分
2. 顎関節への圧負担の軽減
3. ディスクルージョン量の適正な設定
4. 咬頭干渉回避の要素
5. バランスド・オクルージョンにおける効果
6. 咀嚼時の頬側ならびに舌側からの食物移送
7. 咀嚼効率の向上

Monson の彎曲（Monson の球面）
Curve of Monson

Wilson の側方彎曲
Curve of Wilson

Spee の矢状彎曲
Curve of Spee

図⓲ 咬合平面の位置と彎曲度は、フェイスボウトランスファーを行ったうえで適正な分析や設定が可能となる。彎曲度は、スピーの矢状彎曲、ウィルソンの側方彎曲、モンソンの球面によって示される

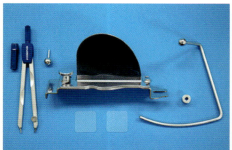
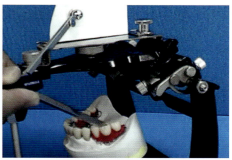
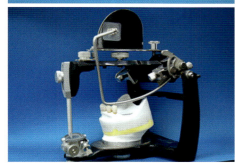
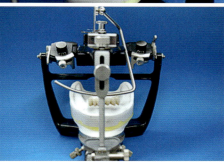

図⓳ プロアーチ・オクルーザルプレーンアナライザー。専用のマグネットループによりコンパスを用いなくてもワンタッチで咬合平面の位置と彎曲度の分析・診断が可能。矢状のみならず側方彎曲や、顆頭球を基準にモンソンカーブによる分析・診断を容易に行える

【参考文献】

1) 古谷野 潔：咬合器の一般概念，歯学生のパーシャルデンチャー 第5版．医歯薬出版，東京，2009：54-69．
2) 小出 馨：模型検査．プロソドンティクス 第Ⅰ巻，総論：咬合・咀嚼障害の診断と治療，歯質欠損の治療（矢谷博文，松村英夫［編］），永末書店，京都，2012：126-136．
3) 小出 馨（編）：臨床機能咬合学 咬合の7要素によるオクルージョンの臨床．医歯薬出版，東京，2022．
4) 小出 馨，佐藤利英：半調節性咬合器の特徴と選択要件．歯科技工別冊（佐々木啓一，三浦宏之（編）：生体本位の実践 咬合技工―ラボサイドで活かす咬合理論と咬合器操作），医歯薬出版，東京，2007：32-38．
5) 小出 馨，他：咬合器を使いこなすために―咬合の理論と実践―．第3回 本当にいらないの？ フェイスボウ．歯科技工，28(6)，東京，2000．
6) 小出 馨：咬合器 1）咬合器選択のガイドライン．歯科技工別冊／こだわりのラボ用 GEAR セレクション，医歯薬出版，東京，1997．
7) 小出 馨，星 久雄：咬合器の機能と機構．歯科技工別冊／症例からみた咬合器の選び方・使い方，医歯薬出版，東京，1995．

小出 馨　小出 耀　渡辺正宣　小出勝義
吉澤和之　森野 隆　木村義明　﨑田竜仁

chapter 12 咬合器を知る

咬合器のここがわかれば
使いこなせる
安全な側方ガイドと作業側側方顆路角調節機構の必要性

本章では、顎関節と調和した安全な咬合構成を行うのに不可欠な咬合器に関する重要事項を示します。顎関節がわかり、ここに示す咬合器の重要事項がわかると、臨床の現場で咬合器に覆い被さっていた霧が晴れます。

咬合器に求められる3大機能

咬合器に求められる3大機能は、1．中心咬合位の再現機能、2．蝶番開閉口運動の再現機能、3．下顎偏心運動の再現機能です。ここに咬合器を使いこなすための重要事項があります。わからないところをなくして咬合器と咬合に強くなりましょう。

1．中心咬合位の再現機能

chapter5では、"咬合の7要素"のなかでも中心咬合位（咬頭嵌合位）の位置は顎関節との調和を図るうえで最も重要な要件であること、更に中心咬合位を構成する適正な下顎位を咬合採得により決定するための臨床で有効な基準を示しました。

そして、咬合器の最も重要な機能が、この中心咬合位を正確に再現する機能です。これを達成するためには以下の5条件を満たしている必要があります。

① 咬合器の上下顎フレームが堅牢で撓みを生じないこと

② セントリックロックが堅牢で操作時にがたつきが生じないこと

③ セントリックロックを外してもセントリックの左右的ながたつきが生じないこと

④ マウンティングプレートの遊びが模型の位置ずれを生じない取り扱いをすること

⑤ インサイザルピンを備えていて垂直顎間距離を堅牢に保つこと

上記①～③のフレームとセントリックラッチの堅牢さ、並びにセントリックの左右的保持の堅牢さを確認する簡便で的確な方法は、図❶に示すように、咬合器下顎フレームの左右のシャフトを後方から両手で把持し、上顎フレームを左右方向へ交互に加圧し、その際に発現するがたつきの度合いを評価する方法です。いくら多くの調節機構を装備し高価でデザインがよくても、この中心咬合位を正確に再現できなければ咬合器として本末転倒で、臨床での使用に値しません（図❷）。

また、金属製マウンティングプレートには、咬合器への着脱が容易なように50～150μmの遊びが付与されていますので、ただ普通にマウンティングプレートを咬合器へ取り付けて模型を装着した場合は、一度咬合器から模型を取り外すと、正確に元の位置には二度と戻せないことになります。これには、マウンティングプレートの固定ネジが右ネジですので、図❸に示すように、固定する際に必ず引き寄せられる右方向へ遊びの分だけ前もってしっかりと寄せてから、マウンティングプレートを咬合器に取り付ければ、模型の位置ずれが生じない再現性のある模型装着が可能になります。

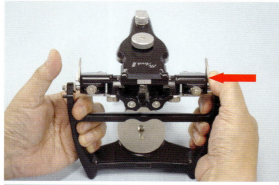
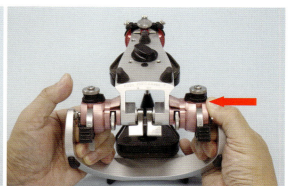
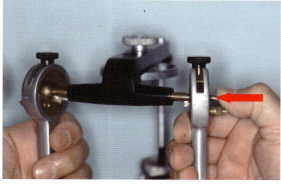
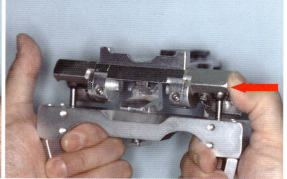

図❶　セントリック再現精度の診査。下顎フレームを後方から把持して上顎フレームを左右方向に加圧し、その際に発現するがたつきの度合いを診査する

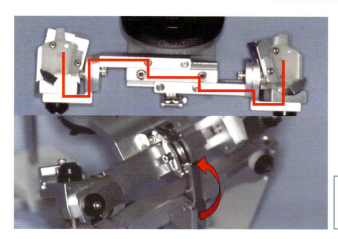

図❷　全調節性咬合器は多くの機構を備えるため、フレームが堅牢でなく、撓みやすい。セントリックロックも堅牢でなく、大きくがたつく

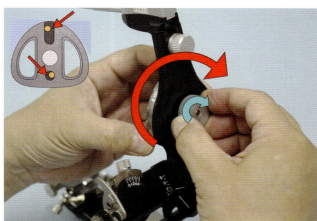

図❸　金属製のマウンティングプレートには50〜150μm程度の遊びがある。この遊びは必ず右ネジ方向へ寄せてから固定する

chapter 12 咬合器を知る

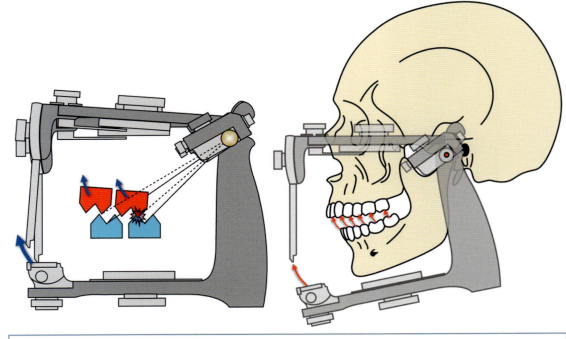

図❹ フェイスボウトランスファーにより生体の開閉口路と咬合器の開閉口路が近似し、咬合干渉の予防と食品溢出スペースの確保が可能になる

2．蝶番開閉口運動の再現機能

患者さんの下顎開閉口運動路は、以下の2条件を満たすことにより咬合器上に再現することができます（図❹）。

① 解剖学的咬合器を使用すること
② フェイスボウトランスファーを行うこと

フェイスボウトランスファーを行わずに咬合器へ模型を装着したり、サイズの小さい咬合器を使用した場合は、患者さんの下顎開閉口運動路と咬合器の開閉口運動路の間に大きな狂いが生じます。この状態で、咬頭傾斜度が大きく緊密な咬合関係を構成した場合には、開閉口路上で補綴装置に早期接触が生じたり、上下咬合面間の食品の溢出スペースが適正に保てなくなり、円滑な咀嚼を障害します。

3．下顎運動の再現機能

chapter11に示したように、フェイスボウトランスファーを行わずに正中矢状面を基準とした平均値で咬合器に模型を装着した場合、咬合器の顆頭球の位置は実際の顆頭点の位置から容易に20mm程度の位置的狂いが生じて、矢状顆路傾斜度は容易に10～12°程度狂います（図❺）。したがって、下顎運動の再現にあたっては、まずフェイスボウトランスファーを行うことが大前提です。

そのうえで、下顎運動の再現にあたって明確にしておかなければならない3つの要点が、①下顎運動の記録法はどの方法がよいのか、②どの下顎運動を記録すればよいのか、③咬合器にはどの調節機構が必要なのか、の3点です。

①下顎運動の記録法はどの方法がよいのか

咬合器の顆路調節法には、チェックバイト法、チューイン法、ダイレクトアナライジング法、パントグラフ法などがあります。これらのなかでもチェックバイト法は、他の方法と比較して特殊な器具・器材を必要とせず、さまざまな症例に幅広く対応でき、しかも習熟すると短時間で記録の採得が可能なため、臨床において極めて有効な方法です（図❻）。

このチェックバイト法は、中心咬合位と偏心位の2つの下顎位を記録し、両者の間を直線的に結んで下顎運動を再現する方法ですが、その再現精度は中心咬合位から自力での側方移動5mmでチェックバイトを採得すれ

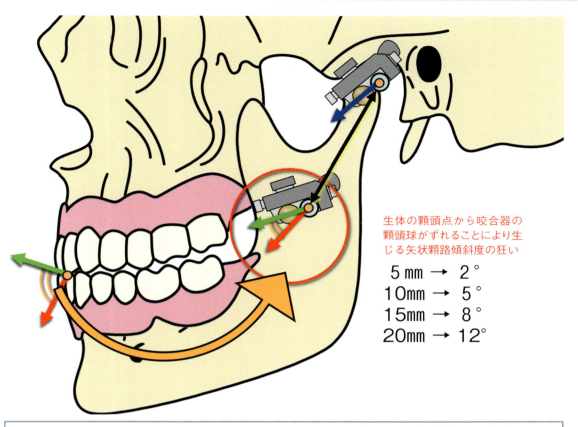

生体の顆頭点から咬合器の顆頭球がずれることにより生じる矢状顆路傾斜度の狂い

5 mm → 2°
10mm → 5°
15mm → 8°
20mm → 12°

図❺　生体の顆頭点から咬合器の顆頭球がずれる距離と、これにより生じる矢状顆路傾斜度の狂い

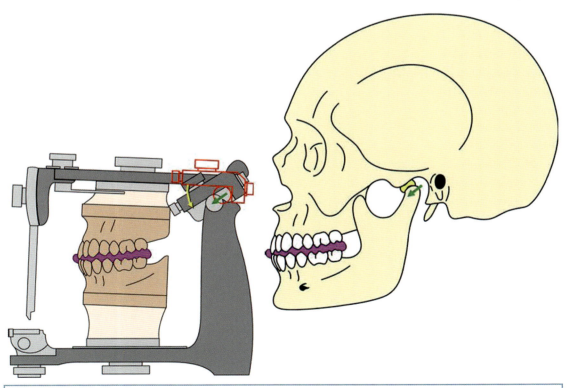

図❻　チェックバイト法による顆路調節。中心咬合位と偏心位の2点間を直線で再現する

chapter 12 咬合器を知る

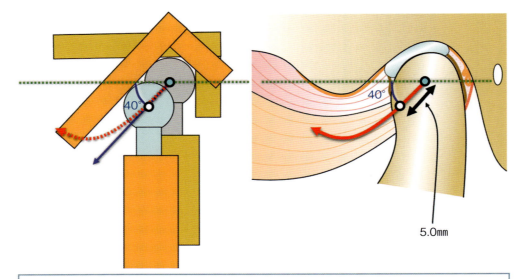

図❼　チェックバイト法は中心咬合位と偏心位の2点間を直線で再現するが、中心咬合位から5.0mmの範囲では再現精度が高く臨床上問題を生じない

ば、最も彎曲度の大きい平衡側側方顆路でも彎曲度が約0.1で、下顎運動の再現精度は十分高く臨床上問題を生じません（図❼❽）。

②どの下顎運動を記録すればよいのか

　咬合器に再現すべき下顎運動は、咀嚼運動の主体をなし、補綴装置の咬合面形態に大きな影響を及ぼしている側方運動です。そして、この側方運動をどこまで高精度で再現できるかによって咬合器の下顎運動再現機能は評価されています（図❾）。

　軟らかい食品や破砕が容易な食品を咀嚼する際には、下顎の限界運動路内の中間域で下顎運動が生じますが、食べにくい硬性繊維性食品の咀嚼や睡眠中のブラキシズムでは、通常、側方限界運動路に一致した経路をとります。

　もし中間域での側方運動に合わせて側方ガイドを構成すると、硬性繊維性食品の咀嚼やブラキシズムの際には著明な咬頭干渉が生じることになり、メカニカルストレスにより顎関節や筋、歯など各部を障害することになります。

　したがって、側方運動時に作業側顆頭を後方に押し込んだり、前方へ引き出したりすることがなく、咀嚼系筋群にも為害作用を及ぼさず、最も咬頭干渉も生じない安全な咬合構成

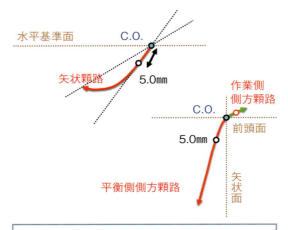

図❽　中心咬合位から5.0mmの範囲では、いずれの顆路もほぼ直線状をなし、下顎運動の再現精度は高い

を行うためには、患者さんの顎関節の機能と調和した側方限界運動路上で左右側方偏心位のチェックバイト記録を採取し、その側方限界運動を咬合器上に再現する必要があります。

③咬合器にはどの調節機構が必要なのか

　下顎運動の後方誘導要素である顎関節は、左右両側の下顎頭を中心に構成される複関節です。したがって、補綴装置の製作に有効な下顎の側方限界運動を咬合器上に的確に再現するためには、咬合器の左右両側の顆路、つまり平衡側顆路に加えて作業側顆路を調節できることが必須です（図❿）。

　側方限界運動時の作業側顆路は、その移動

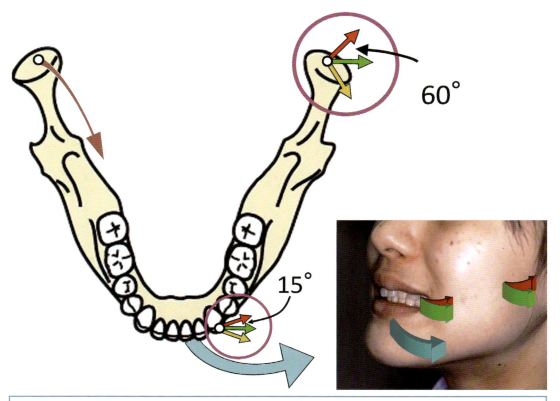

図❾ 作業側側方顆路角と側方ガイドの関係。作業側顆頭の運動距離は0.3〜1.5mmほどで小さいが、移動方向は60°以上ばらつき、個人差が大きい。また、犬歯誘導部における15°のくるいは、顎関節部では4倍の60°のくるいとなって顆頭運動が連動するため、チェックバイトと顆路調節には十分に配慮する必要がある

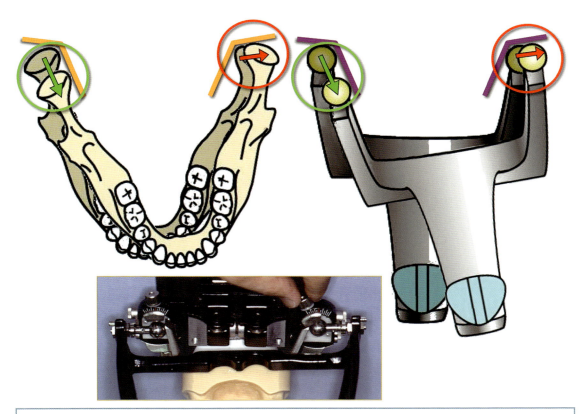

図❿ 咬合器に側方運動を再現するには、作業側と平衡側の顆路調節が必要

chapter 12 咬合器を知る

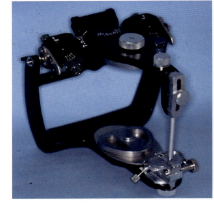
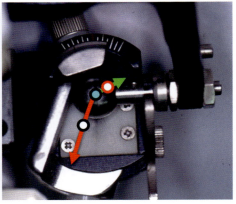

図⓫ プロアーチ咬合器の平衡側側方顆路角調節機構と作業側側方顆路角調節機構（リアウォール）

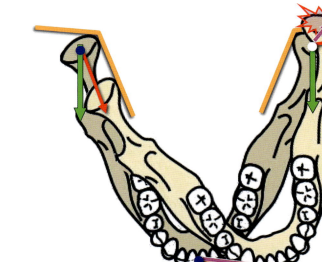
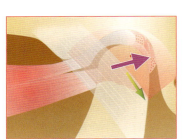

図⓬ 偏心位ガイドの方向で大きな問題になるのは、前方ガイドではなく側方ガイドである

量が平衡側と比較して極めて小さいため、従来一般にはあまりその重要性が認識されていませんでした。確かに作業側顆頭の運動距離は0.3～1.5mmほどで小さい値ですが、移動方向には70°以上の大きな個人差があります（図❾）。そして、下顎の側方運動は回転運動で、その回転運動の中心である作業側顆頭の移動量と移動方向が、咬合構成にあたり側方ガイドの角度や咬合面形態に極めて大きな影響を与えます。

以上のことから、顎関節の機能に調和した咬合構成を目的として咬合器に下顎運動を再現するには、矢状顆路傾斜度調節機構と平衡側側方顆路角調節機構に加えて作業側側方顆路角調節機構（リアウォール）の3つの機構を備えている必要があります（図❿⓫）。

作業側側方顆路角調節機構の有効性

偏心位ガイドの方向で大きな問題になるのは、前方ガイドではなく側方ガイドであることをchapter7の"アンテリアガイダンスの構成基準"で詳細に示しました。側方ガイドの方向が顎関節の機能と調和していないと、ブラキシズムや硬い食品の長時間咀嚼により、作業側の顎関節はもちろん、平衡側もダメージを受け、筋や咬合自体にまで障害をもたらすことになります（図⓬）。

この側方ガイドの方向は、顎関節の生理的な側方限界運動経路と調和させ、図⓭⓮に示す後方へのブレーシングイコライザー

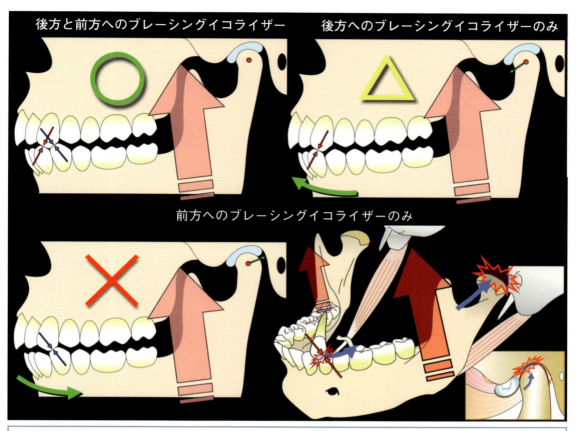

図⓭　前方へのブレーシングイコライザーのみでは顆頭が後方へ押し込まれ、顎関節を障害しやすい

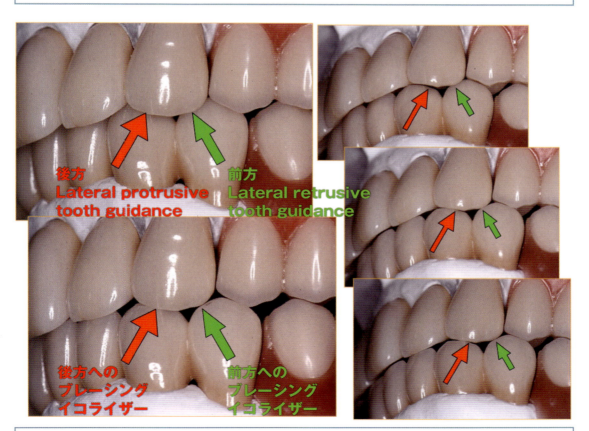

図⓮　前方と後方へのブレーシングイコライザーの与え方

chapter 12 咬合器を知る

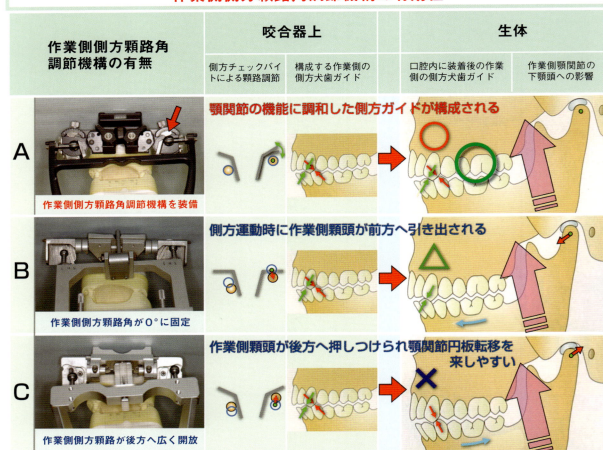

図⓯ 咬合器に患者さん固有の側方運動を再現するには作業側側方顆路角調節機構（リアウォール）を備えることが不可欠である

(Lateral Protrusive Tooth Guidance、M型ガイド）を必ず付与し、前方へのブレーシングイコライザー（Lateral Retrusive Tooth Guidance、D型ガイド）も可能な範囲で付与することが、安心して構成できる安全な咬合構成の基準です。この咬合構成を行ううえで、患者さん固有の側方運動を咬合器に再現するには、前述のように平衡側と同時に作業側側方顆路角の調節が不可欠です（図❿⓫）。

図⓯は、咬合器にこの作業側側方顆路角調節機構を備えることによる効果を示しています。作業側側方顆路角調節機構を備えていない咬合器を用いた場合には、たとえ平衡側顆路を調節したとしても、完成した補綴装置は患者さん固有の顆頭運動とはまったく調和し ないものになります。

咬合器Aは作業側側方顆路角調節機構を備えている場合で、咬合器BとCは備えていない場合です。いずれも青丸は、チェックバイト記録を介在させたときの顆頭球の位置を示し、黄色丸は補綴装置製作時の顆頭球の位置をそれぞれ示しています。

1. 作業側側方顆路角調節機構を備えた咬合器A（図⓯上段）

咬合器Aでは作業側側方顆路角調節機構を備えており、平衡側と作業側の顆路調節が同時に行えて、咬合器上に適正な側方限界運動が再現できます。したがって、補綴装置に患者さん固有の顆頭運動と調和した適切な前方および後方へのブレーシングイコライザーを付与でき、安全な側方ガイドを構成できます。

作業側顆頭が後上方へ向かう症例なのにリアウォールの調節をしなかった場合

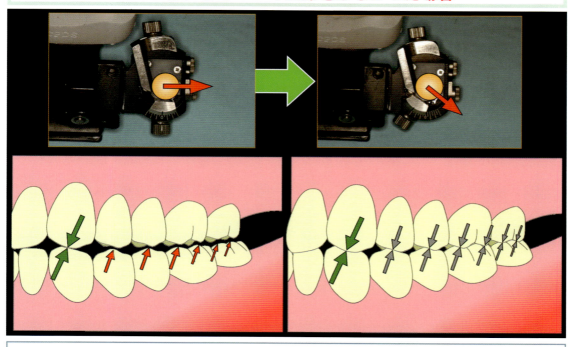

図⓰　作業側側方顆路角調節機構を備えていない半調節性咬合器上で犬歯誘導を適正に構成して臼歯部をディスクルージョンさせて補綴装置を製作しても、実際は作業側側方顆路が後方へ向かうケースでは、口腔内に装着すると作業側臼歯部がディスクルージョンせず、後方臼歯の咬頭干渉が生じる場合もある

2. リアウォールが顆頭間軸と平行に固定された咬合器B（図⓯中段）

咬合器Bではリアウォールが顆頭間軸と平行に固定されていて、半数以上で作業側顆頭球がリアウォールと干渉し、チェックバイト記録が適合しません。そのため適正な顆路調節ができず、補綴装置に患者さん固有の顆頭運動と調和した前方へのブレーシングイコライザーを付与することができません。口腔内では側方運動時に、作業側顆頭が前方へ引き出され、歯には偏心位で咬頭干渉が生じます。

3. リアウォールが後方へ開放した状態で固定された咬合器C（図⓯下段）

咬合器Cでは、リアウォールが後方へ開放した状態で固定されているため、平衡側の顆路調節は行えますが、補綴装置に患者さん固有の顆頭運動と調和した後方へのブレーシングイコライザーを付与することができません。患者さんの作業側顆頭が後方へ押しつけられ、顎関節を損傷して関節円板の転移を来しやすくなります。臨床での使用には、くれぐれも十分な注意が必要です（図⓬⓭）。

以上のように、特に下顎の側方ガイドに直接関与する補綴装置を製作する際には、平衡側のみならず作業側側方顆路角の調節も行うことにより、側方運動を正確に再現して顎関節と調和した咬合構成を行うことが重要です。

4. その他、リアウォールを備えていない場合の注意点

作業側側方顆路角調節機構を備えていない半調節性咬合器上で、フェイスボウトランスファーを適正に行い、左右の側方チェックバイトを採得して咬合器の顆路調節を行っても、作業側側方顆路角が後方へ向かうケースの調節を行えない場合は、口腔内で問題が生じます。つまり、咬合器上で犬歯誘導を適正に構成して臼歯部をディスクルージョンするように製作した補綴装置が、図⓰に示すように口腔内に装着すると作業側臼歯部がディスクルージョンせず、むしろ後方臼歯に咬頭干

chapter 12 咬合器を知る

平衡側側方顆路角が大きいのに平均値で固定して補綴装置を製作した場合

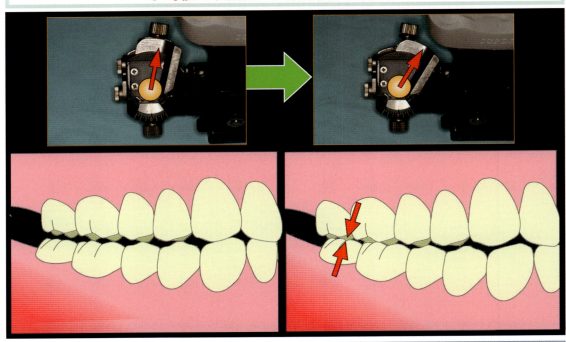

図⓱ 平衡側側方顆路角が大きいケースなのに平均値咬合器で補綴装置を製作すると、咬合器上では適正にディスクルージョンするのに口腔内に装着すると後方臼歯部に著明な平衡側咬頭干渉が生じるようになる

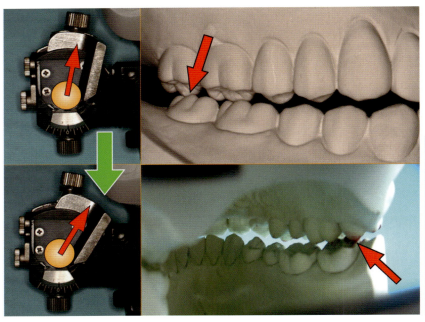

図⓲ 平衡側側方顆路角が大きいケースなのに咬合器の平衡側側方顆路角を平均値で使用して、適正にディスクルージョンするように補綴装置を製作する。その後実際の患者さんの顆路角に調節して側方運動を行うと後方臼歯部に著明な平衡側咬頭干渉が生じる。口腔内に装着すると同様の咬頭干渉が確認できる

渉を生じる場合もあります。
　また、平衡側側方顆路角が大きいケースなのに顆路調節を行わず平均値に固定して補綴装置を製作すると（図⓱⓲）、咬合器上では適正にディスクルージョンするのに、口腔内に装着すると平衡側後方臼歯部に著明な咬頭干渉が生じるようになります。
　やはりリアウォールを備えていない半調節性咬合器では、レジンブロックタイプのインサイザルテーブル上に側方インサイザルガイ

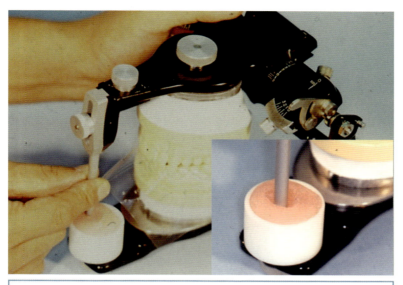

図⓳　レジンブロックによる側方インサイザルガイドは咬合器の側方運動を規制できない

ドを盛り上げてリアウォールの代用とする方法は、到底側方運動を再現する目的を達成できません（**図⓳**）。本来レジンブロックは、クロスマウント法により咬頭嵌合位から2〜3mmの偏心位ガイドにおける上下的角度の基準、あるいは作業模型における偏心位ガイド部の摩耗を防止する支えとして製作するものです。力学的にも咬合器の側方ガイドを規制できるものではなく、インサイザルテーブル上で10〜15°程度容易に後方へ押し込まれてしまい、**図⓬**に示したのと同様にその約4倍に相当する40〜60°作業側顆頭が生理的限界を越えて後方へ押し込まれる状態で狂った側方ガイドを製作してしまうことになります。

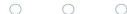

　実際の臨床で咬合器に有意義な下顎の側方運動を的確に再現するには、何といっても平衡側に加え作業側側方顆路角の調節が不可欠です。このことをふまえ、咬合器をしっかり使いこなして安全で効率のよい治療を行い、患者さんに喜んでいただきたいものです。

【参考文献】
1）古谷野 潔：咬合器の一般概念．歯学生のパーシャルデンチャー 第5版，医歯薬出版，東京，2009：54-69．
2）小出 馨：模型検査．プロソドンティクス 第Ⅰ巻，総論：咬合・咀嚼障害の診断と治療，歯質欠損の治療（矢谷博文，松村英夫［編］），永末書店，東京，2012：126-136．
3）小出 馨（編）：臨床機能咬合学 咬合の7要素によるオクルージョンの臨床．医歯薬出版，東京，2022．
4）小出 馨，佐藤利英：半調節性咬合器の特徴と選択要件．歯科技工別冊（佐々木啓一，三浦宏之（編）：生体本位の実践 咬合技工─ラボサイドで活かす咬合理論と咬合器操作），医歯薬出版，東京，2007：32-38．
5）小出 馨，他：咬合器を使いこなすために─咬合器の理論と実践─．第3回 本当にいらないの？ フェイスボウ，歯科技工，28(6)，医歯薬出版，東京，2000．
6）小出 馨：咬合器 1）咬合器選択のガイドライン．歯科技工別冊／こだわりのラボ用 GEAR セレクション，医歯薬出版，東京，1997．
7）小出 馨，星 久雄：咬合器の機能と機構．歯科技工別冊／症例からみた咬合器の選び方・使い方，医歯薬出版，東京，1995．
8）小出 馨，他：咬合器を使いこなすために─咬合器の理論と実践─第1回〜第6回．補綴臨床，28：213-217，487-491，717-721，981-985，1273-1280，1476-1480，2000．

小出 馨　渡辺正宣　吉澤和之　小出勝義
﨑田竜仁　西川義昌　小出 耀　佐藤利英
星 久雄

chapter 13 顎関節症の治療①

病態ごとの効果的な マニピュレーションとは
関節円板の前方転位と後方転位には、それぞれこう対応する

> 本章では、顎関節症に対する病態ごとの効果的なマニピュレーションがテーマです。関節円板の前方転位や後方転位症例に対してマニピュレーションを行う際の診断と、臨床で有効なマニピュレーションテクニック、適切な前処置と後処置の具体的な手技を示します。これにより治せる範囲が大きく広がります。

マニピュレーション施行にあたって 必要な診断

まず、問診や chaper3 の顎関節の触診法により病態の臨床診断を行いますが、必要に応じて MRI 検査により確定診断を行い、マニピュレーションテクニック（徒手的関節円板整復処置）を施行すべきケースか否かの診断を的確に行うことが大切です（**表❶**）。

関節円板前方転位に対する効果的な マニピュレーション

マニピュレーションテクニックが適応となる急性非復位性関節円板前方転位であると診断されたならば、従来型マニピュレーションテクニックに改良を加えた効果的な方法を施行します。その際、まず①確実に顆頭を引き下げる適切な前処置、そして②リダクション（関節円板の復位）が生じやすい開口させずに行う適切なマニピュレーションテクニック、更に③円板整復後に関節円板の変形や関節腔内の線維性癒着を可及的に取り除く適切な後処置、この３つがポイントになります。この３条件をふまえた処置は、従来型と比較してはるかに成功率が高く、顎関節へのダメージも少なく予後は良好です。

関節円板転位では前方転位が最も高頻度であり、次いで内側転位、稀に外側転位、そして極めて稀に後方転位が見受けられます。こ

表❶　マニピュレーションテクニックを施行すべきケースか否かの診断

1. 問診により現病歴を聴取し、非復位性の関節円板障害（顎関節症Ⅲb型）である可能性が高いことを確認する。
2. 触診により関節円板の外側転位やスタックディスクではなく、非復位性関節円板前方転位であることを確認する。
3. 陳旧性に移行していない急性非復位性関節円板前方転位であり、マニピュレーションテクニックが有効であることを確認する。
4. 顎関節完成前の若年者では外側翼突筋上頭の短縮が生じやすいことや、骨、関節円板、レトロディスカルティシュなどのリモデリングにも留意し、適応を見極める。
5. 高齢者では、その特異性について留意するとともに、円板の復位が得られた後の残存歯列による顆頭位の保持が可能なことを確認する。
6. 関節円板の前方転位が生じて間もないケースでは、即座にマニピュレーションテクニックを施行して顎関節円板を復位させることが、患者さんの苦痛と予後の点から望ましいが、症例により MRI 検査による病態の確定診断を行う必要がある場合もある。

れらのうち、特に急性期の迅速な対応が求められるのが前方転位と後方転位ですので、従来法の問題点を整理した効果的なマニピュレーションテクニックについて詳細に示します。

1. 従来型マニピュレーションテクニック （ファーラー法）の問題点

従来法には**表❷**に示す問題点があったため、成功率が低く、リダクションが得られて

表❷ 従来法の問題点（図❶❷）

1. 顆頭の引き下げがⅢ級テコ（表❸）なので、引き下げの効率が悪い（図❶）。
2. 顆頭の引き下げには拇指の指先を使うので、力を十分に加えることができない。
3. 顆頭を引き下げる際に、閉口筋の過緊張が抵抗となる。
4. 最後方臼歯の咬合面遠心部に拇指を位置づけるため、開口量が大きくなり、これによる閉口筋（咬筋、側頭筋、内側翼突筋）の反作用が顆頭の更なる突き上げとして働いて抵抗となる。
5. したがって、顆頭の引き下げが困難で、顆頭部のコンプレッション（圧迫）を十分に改善できず、ただ単に顆頭を前方へ強引に引き出す形となる。
6. そのため、レトロディスカルティシュ上層の更なる伸展を来しやすい。
7. 結果、リダクション（復位）が得られにくい。
8. 関節円板のリダクションが得られたとしても抵抗が大きいため、その際のクリック音が高く大きい。
9. 関節円板が復位しても、関節円板が変形しているため顆頭とのなじみが悪く、またすぐに転位しやすい。

表❸　テコの分類
Ⅰ級テコ（ペンチ）
Ⅱ級テコ（くるみ割り・押し切り）
Ⅲ級テコ（ピンセット・取り箸）

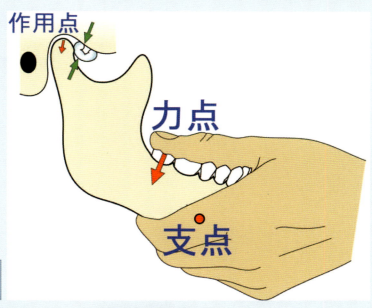

図❶　従来法はⅢ級テコなので、顆頭の引き下げ効率が悪い

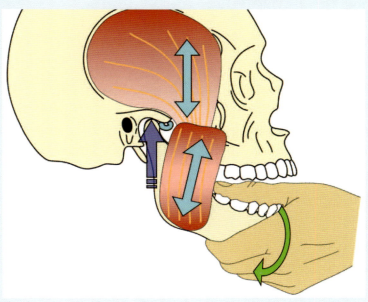

図❷　従来法は、顆頭の引き下げに拇指の指先を使うので、力を十分に加えられず、顆頭を引き下げる際に閉口筋の過緊張や反作用が抵抗となる

chapter 13 顎関節症の治療①

表❹　効果的な前処置（顆頭の引き下げ）のポイント（図❸～❼）

1. 患者さんの頭頂部を術者のミゾオチから腹部に位置づける。
2. 患者さんの頭位はわずかに下方を向かせ、患者の頸部への負担を軽減させる（図❹）。
3. ロールワッテを3本重ねてガーゼで巻き、患側の最後方歯にテコの支点として介在させる。
4. 健側の顆頭がもう一つの支点となるので、健側の顆頭を後方へ押し込まないように力の加え方に注意する。
5. 患側の顆頭をわずかに前方へ移動させてレトロディスカルティシュへの圧迫を防止し、疼痛を誘発させないように注意する（図❹）。
6. オトガイ部下縁に左右の手掌を重ねて置くことにより、テコの力点を前方へ移動させる（図❺～❼）。
7. オトガイ部下縁には、手掌を介して左右の腕により十分に大きな力を加える。
8. 加えた力は術者の腹部で受け止め、患者さんの頭部を上方へ牽引しないように注意する。
9. 力を加えても、患者さんが開口筋と閉口筋のいずれも緊張させないよう練習させる。
10. 力を加えることにより患側の顆頭が引き下げられていることを健側上下顎前歯部の接近状態から確認する。
11. 前処置として十分な時間、この顆頭の引き下げを行う（5～7分間）。

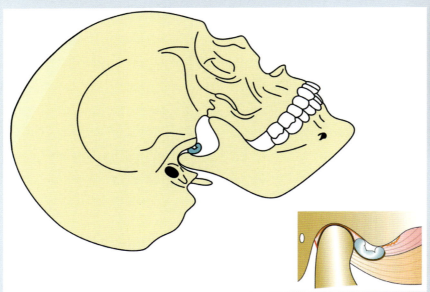
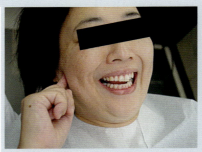

図❸　関節円板をリダクションさせるためには、Uの字形に変形して厚くなった関節円板の距離だけ顆頭を下方へ引き下げる必要がある

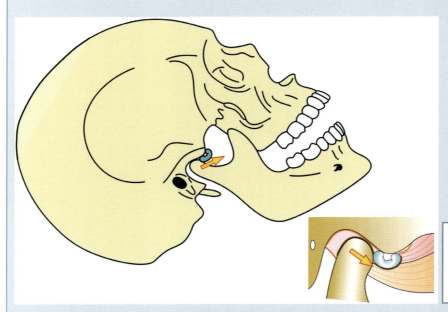

図❹　患側の顆頭はわずかに前方へ移動させてレトロディスカルティシュへの圧迫を防止する。また、患者の頭位はわずかに下方を向かせ、患者の頸部への負担を軽減させる

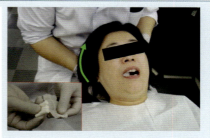
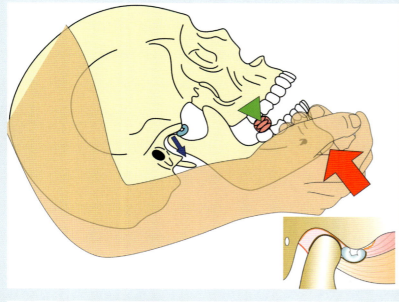

図❺ ロールワッテを3本重ねてガーゼで巻き、患側の最後方歯にテコの支点として介在させる。オトガイ部下縁に左右の手掌を重ねて置くことで、テコの力点を前方へ移動させる

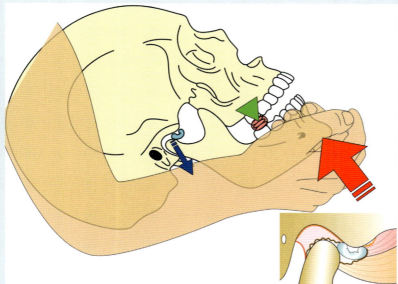

図❻ オトガイ部下縁には、手掌を介して左右の腕により大きな力を加えて顆頭を下方へ十分に引き下げる

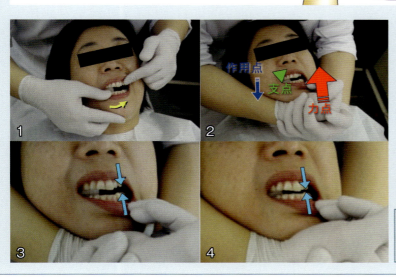

図❼ 加えた力は術者の腹部で受け止め、患側の顆頭が引き下げられていることを、健側上下顎前歯部の接近状態から確認する

chapter 13　顎関節症の治療①

表❺　効果的なマニピュレーションテクニックのポイント（図❽〜⓬）

1．前処置により患側の顆頭を引き下げる（図❺〜❼）。
2．健側の側頭部に手を添えて頭部を固定する（図❿）。
3．患側を平衡側にし、顆頭を関節円板の転位している前内下方へできるだけ移動させる（図❽）。
4．患側の下顎枝後縁に手を添えて顆頭の平衡側運動を助長させるように力を加える（図❾❿）。
5．健側の上下犬歯部付近の位置関係を観察しながら力を加え続ける。
6．関節円板の復位が生じると、下顎移動量の著明な増加が確認できる（図❿）。
7．関節円板の復位を確認したならば、唾液の嚥下などはさせずに、そのまま下顎を前方へ移動させてから開口を指示し、復位状態を維持する（図⓬）。
8．後処置により関節円板の再転位を抑制する。

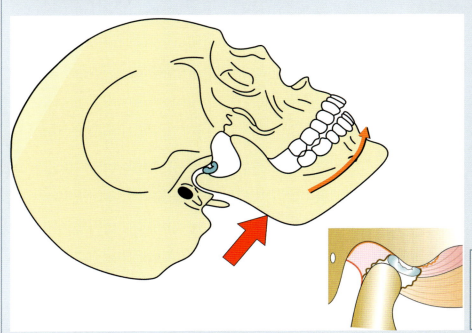

図❽　患側を平衡側にし、顆頭を関節円板の転位している前内下方へできるだけ移動させ、更に患側の下顎枝後縁に手を添えて顆頭の平衡側運動を助長させるように力を加える

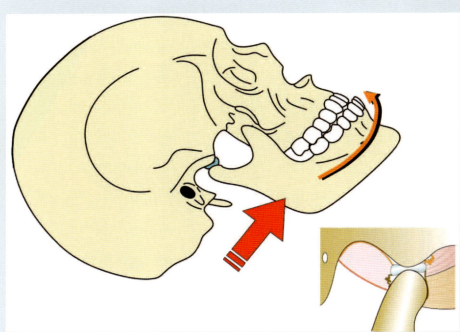

図❾　顎関節円板の復位が生じると、下顎移動量の著明な増加が確認できる

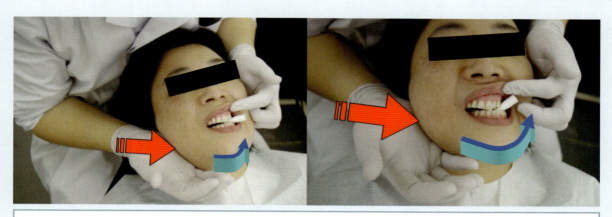

図❿　下顎移動量の著明な増加で顎関節円板の復位が確認できる

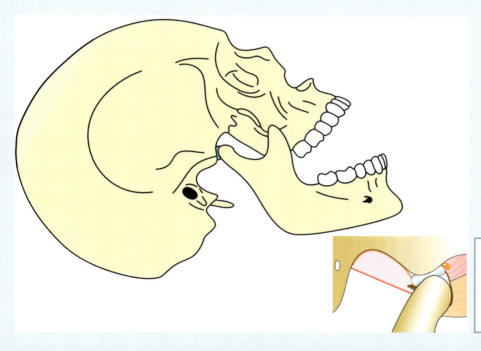

図⓫　顎関節円板の復位により、レトロディスカルティシュ上層による滑走制限が消退し、開口量の著明な増大と疼痛の消退が確認できる

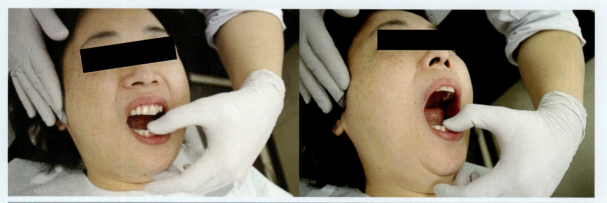

図⓬　顎関節円板の復位を確認したならば、唾液の嚥下などはさせずに、そのまま下顎を前方へ移動させてから開口を指示し、復位状態を維持する

chapter 13 顎関節症の治療①

表❻ 後処置のポイント（図⓭〜⓯）

1. 顎関節円板が復位した状態で一方の手で下顎を保持し、下顎下縁後方部に他側の手掌を添えて顆頭を介して円板に下方から手圧を加えながら開閉口運動をゆっくりと10分間程度行い、顎関節円板の形態修整を図る。これにより、顎関節円板と顆頭との馴染みが良好となり再転位が抑制される（図⓭⓮）。
2. 同様に下顎下縁後方部に手掌を添え、顆頭を介して円板に下方から手圧を加えながら顆頭を後方の中心位方向へ押し込み、ポステリアバンド後方の上下関節腔における線維性癒着部の伸展と離断を図る。
3. その後、患者自身により、機能的開閉口運動を30〜40分間行わせ、閉口筋の反作用を利用して円板の更なる形態修整を図る。これは、拇指の腹部を上顎前歯舌面に添えて咬頭嵌合位まで閉じることがない状態で行い、顎関節円板が復位した状態を確実に維持しながら行うため、途中で関節円板の再転位が生じるのを防止できる（図⓮）。これは、筋疲労を誘発しないように、2秒に1回程度の開閉口運動（1秒で開いて1秒で閉じる）を休憩を取りながら行うように指示する。

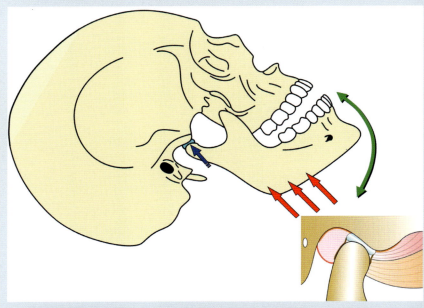

図⓭ 後処置により円板の変形を修正する。これにより、顎関節円板と顆頭との馴染みが良好となり再転位が抑制される

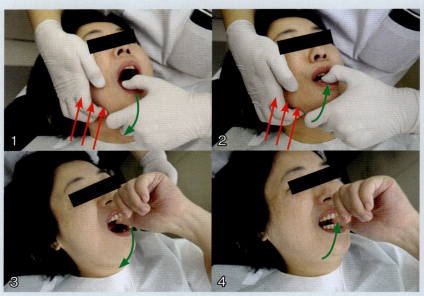

図⓮ 顎関節円板が復位した状態で顆頭を介して円板に下方から手圧を加えながら開閉口運動をゆっくりと行い、顎関節円板の形態修整を図る。その後、患者さんに機能的開閉口運動を行わせ、閉口筋の反作用を利用して円板の更なる形態修整を図る

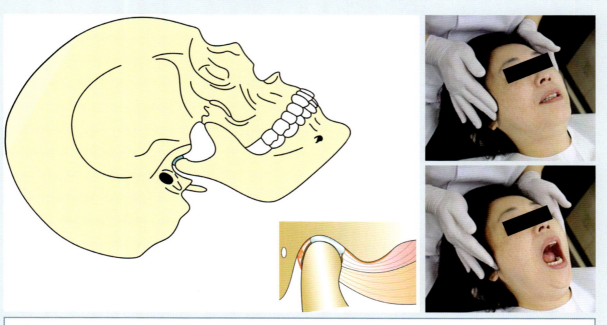

図⓯ 従来法と比較して、はるかに関節円板の復位が得られやすくレトロディスカルティシュのダメージが少ないため、良好な予後が期待できる。もちろん咬合などの円板転位の誘因を究明し、再発を防止することが大切である

も予知性は必ずしも高くありませんでした。

2．効果的なマニピュレーションテクニックの前処置（顆頭の引き下げ）

関節円板をリダクションさせるためには、Uの字形に変形して厚くなった関節円板の距離だけ、まず顆頭を下方へ引き下げる必要があります（図❸）。効果的な顆頭の引き下げには、**表❹**に示すポイントをふまえることが肝要です。

3．効果的なマニピュレーションテクニックの術式

大きく開口させずに顆頭を上方へ突き上げる力を極力抑えて行う術式が最もリダクションが得られやすく、顎関節各部に加わるメカニカルストレスを軽減させ、成功率を大幅に高めます。そのポイントを**表❺**に示しました。

4．マニピュレーションテクニックの後処置

リダクションが得られた後も、関節円板は変形していて顆頭との馴染みが悪く、再転位を来しやすいのです。円板の変形を修正する後処置を行うと、関節円板が顆頭と馴染んで安定するため予知性を高めるうえで有効です。また、上関節腔に線維性の癒着が生じ始めているときも、同様に後処置が有効に働きます。**表❻**に後処置のポイントを示しました。

5．改良型マニピュレーションテクニックの特徴

従来法と比較した改良型マニピュレーションテクニックの優位性を**表❼**に示します。

関節円板後方転位に対する効果的なマニピュレーション

急性非復位性関節円板後方転位の発症メカニズムは、①最大開口位における関節円板の後方転位が生じ、閉口時に関節円板が復位することなくそのまま閉口した場合や、②平衡側の咬頭干渉があり、睡眠時ブラキシズム（スリープブラキシズム；SB）により平衡側の外側靱帯が著しく伸展した場合、③クレンチングによりサクションキャップエフェクスが生じて関節円板の上関節腔での滑走が抑制されている状態で、急速大開口を行った場合、④就寝時にうつ伏せの体位により、顎関節円板の外側転位から後方転位へ移行する場合、

chapter 13 顎関節症の治療①

表❼ 改良型マニピュレーションテクニックの優位性（図❻❽⓭）

1. 従来型のⅢ級テコからⅠ級テコに変換されるので、両腕による前処置で効果的な患側顆頭の引き下げによるディコンプレッションが可能。
2. 患側顆頭の引き下げにより、閉口筋の過緊張が抵抗となりにくい。
3. 大きく開口させないので、抵抗となる閉口筋の反作用による顆頭の上方への突き上げが生じにくい。
4. リダクションを生じさせる際には、腕を使って下顎枝後縁部を前方へ押し出すので、十分に大きな力を加えられる。
5. 抵抗が小さいため、リダクション時のクリック音が低く小さい。その分ダメージも小さいが、しっかりと上下顎歯列の位置関係を観察していないと、リダクションに気づかない場合がある。
6. 結果として関節円板の復位がはるかに得られやすい。
7. レトロディスカルティシュの伸展とダメージを最小限に抑制できる。
8. 後処置により顎関節円板の形態修整等が図れるので、関節円板の再転位を抑制できる。

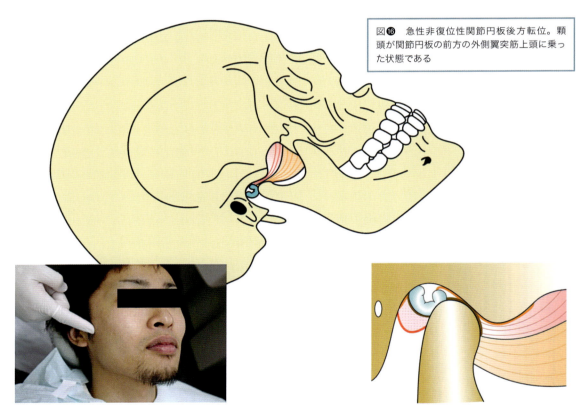

図⓰ 急性非復位性関節円板後方転位。顆頭が関節円板の前方の外側翼突筋上頭に乗った状態である

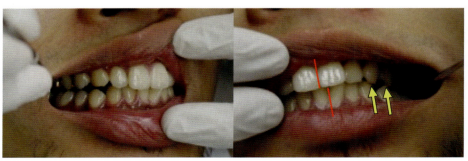

図⓱ 患側顆頭が前下方へ移動して円板転位以前の咬頭嵌合位では噛み合わず、患側では上下顎歯列が離開し、反対側の犬歯か小臼歯部のみ咬合接触する

以上の4つが主なものです。病態は、常に顆頭が関節円板前方の外側翼突筋上頭に乗った状態で、患側では顆頭後方の下顎窩に関節円板が押し込まれています（図⓰）。

そのため、患側顆頭が前下方へ移動して、円板が転位する以前の咬頭嵌合位では噛み合わず、反対側（健側）の犬歯か小臼歯部のみ咬合接触します。噛み締めると外側翼突筋上頭を圧迫して激しい痛みが発現します（図⓱）。

関節円板前方転位とは異なり大開口は可能ですが、最大開口位に近づくにつれて閉口筋の反作用による顆頭の突き上げが外側翼突筋上頭を圧迫するので、やはり激しい痛みが発現します。

●**関節円板後方転位に対するマニピュレーションのポイント**

急性非復位性関節円板後方転位症例に対しては、十分にその病態を理解することが必要です。患側顆頭は大きく前方へ偏位していますが、ヒポクラテス法やファーラー法等の従来法は奏効しません。残念ながら一般に円板後方転位は、病態診断が的確になされず、そのまま放置され、下顔面は著しく変形した状態で陳旧化していくケースが多いのです。

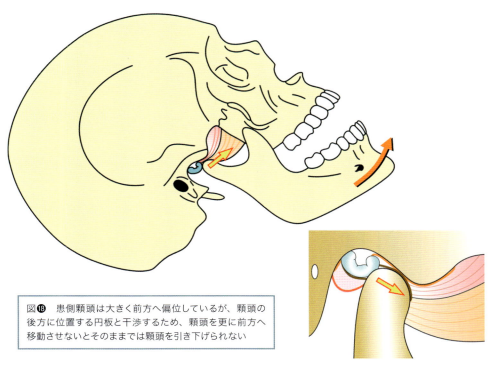

図⓲　患側顆頭は大きく前方へ偏位しているが、顆頭の後方に位置する円板と干渉するため、顆頭を更に前方へ移動させないとそのままでは顆頭を引き下げられない

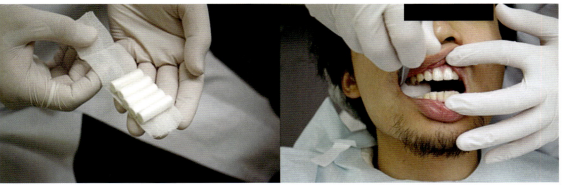

図⓳　前処置としてロールワッテを5本重ねてずれないようにガーゼで巻き、患側の最後方歯にテコの支点として介在させ、顆頭の引き下げを行う

顎関節症の治療①

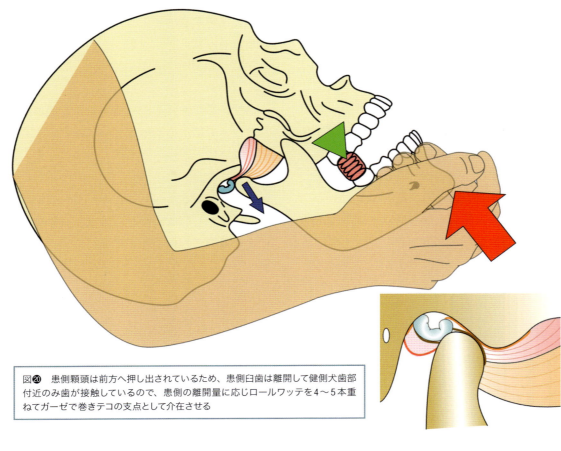

図⑳ 患側顆頭は前方へ押し出されているため、患側臼歯は離開して健側犬歯部付近のみ歯が接触しているので、患側の離開量に応じロールワッテを4〜5本重ねてガーゼで巻きテコの支点として介在させる

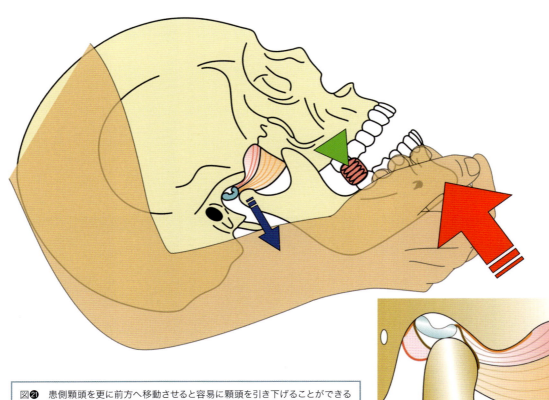

図㉑ 患側顆頭を更に前方へ移動させると容易に顆頭を引き下げることができる

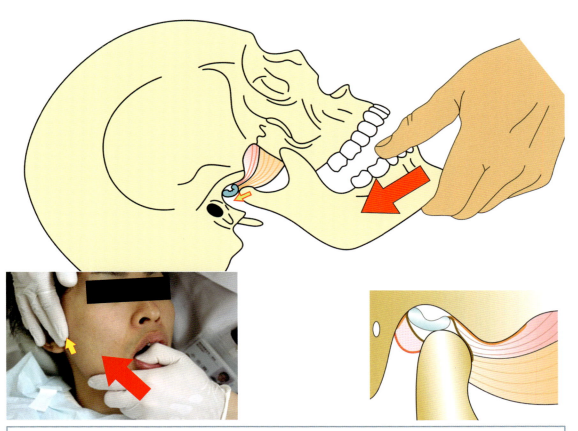

図㉒　外側翼突筋上頭を圧迫していた患側の顆頭は、通常5〜7分程度で容易に下方へ引き下げることができる

図㉓　患側の顆頭を十分に引き下げたら、なるべく開口させずに下顎を保持して患側顆頭を後方へ押し込む

①円板後方転位に対する効果的な顆頭の引き下げ（図⓲〜㉒）

　効果的な前処置としてロールワッテを5本重ねてずれないようにガーゼで巻き、円板前方転位に対して行う場合と同様に患側の最後方歯にテコの支点として介在させ、顆頭の引き下げを行います。患側顆頭は前方へ押し出されているため、患側臼歯は離開して健側犬歯部付近のみ歯が接触しているため、通常ロールワッテが3本では足りず、5本重ねにします。

　また、患側顆頭は大きく前方へ偏位していますが、顆頭の後方に位置する円板と干渉するため、そのままでは顆頭を引き下げることができません。顆頭を更に前方へ移動させて前方転位の前処置と同様に施行すると、容易

chapter 13　顎関節症の治療①

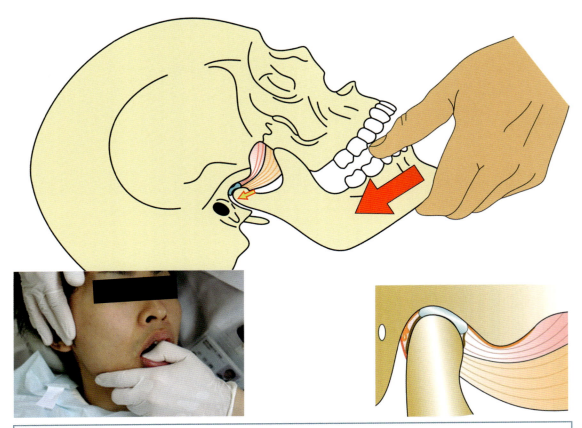

図㉔　円板は後上方に位置しているので、この状態までもっていけば通常比較的容易に円板の復位が得られる

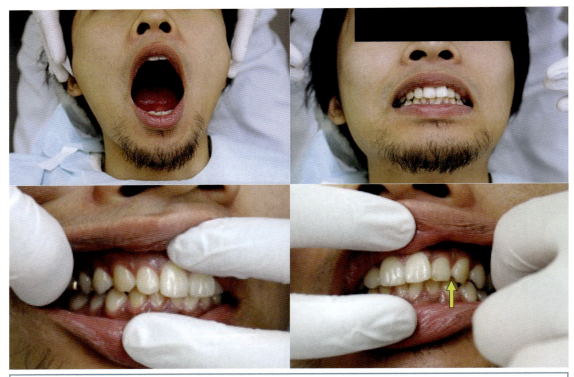

図㉕　円板の復位が得られると噛み締め時や開口時に認められた激痛は消退する。円板後方転位では外側翼突筋上頭を顆頭が圧迫していたので、円板復位後も咬合の不調和がわずかに残るが、1〜2日で改善する

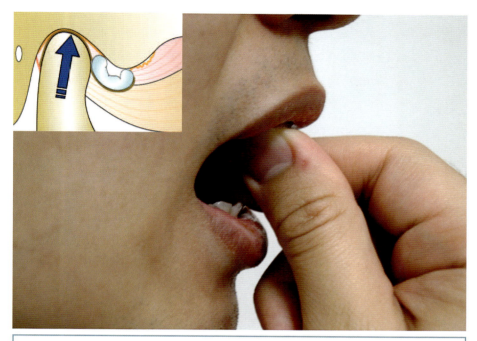

図㉖ クロスフィンガーマニューバは、レトロディスカルティシュを伸展させた状態で局所への圧迫を増大させるため避ける

に顆頭を引き下げることができます。

②適切なマニピュレーションテクニックの術式（図㉓〜㉕）

円板後方転位に対する前処置により患側の顆頭を十分に引き下げた後、なるべく開口させずに下顎を保持して患側顆頭を後方へ押し込みます。円板は後上方に位置しているので、この状態までもっていけば通常比較的容易に円板の復位が得られます。

③円板後方転位に対する後処置（図⑬⑭）

円板前方転位に対する後処置と同様に、顎関節円板が復位した状態で顆頭を介して円板に下方から手圧を加えながら開閉口運動を行い、円板を顆頭に馴染ませます。その後も患者さん自身により、機能的開閉口運動を行わせて円板の更なる形態修整を図ります。

④円板復位後の経過観察（図㉕）

円板後方転位では外側翼突筋上頭を顆頭が圧迫していたので、円板復位後も筋膜炎が1日程度継続してわずかに患側が前方に引かれた状態を呈し、咬合の不調和が残ります。これに対しては、円板復位後の咬合調整は行わずに1〜2日経過観察し、咬合関係が改善するのを確認します。

円板の復位しないケースの効果的な開口訓練

開口制限が著明な陳旧性非復位性関節円板前方転位症例で、円板は復位せずマニピュレーションテクニックが適応とならない開口量38mm以下の場合は、開口量を40〜45mm程度に増大させることにより、開口時のメカニカルストレスを軽減させることができます。しかし、従来法の手指によるクロスフィンガーマニューバ（図㉖）や、洗濯バサミなどの器具（図㉗）を用いた開口訓練は、レトロディスカルティシュを伸展させた状態で局所への圧迫を極度に増大させ、穿孔や疼痛の増悪を促す場合が多いため避けるべきです。これは、さらに蝶下顎靱帯を伸展させて最大蝶番開口量を増大させることにより、側頭筋や咬筋の障害を誘発させる場合があるので注意を要します（図㉘）。

chapter 13 顎関節症の治療①

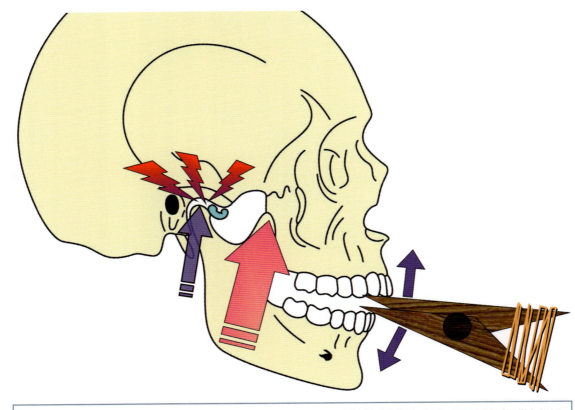

図㉗ 洗濯バサミなどの器具を用いた開口訓練は、レトロディスカルティシュを伸展させた状態で局所への圧迫を極度に増大させるため避ける

　最も効果的な開口訓練は、大きく開口させずに患側を平衡側とする側方運動を徒手的施術により助長させる方法で、局所へ圧を集中させることなく、レトロディスカルティシュを伸展させて顆頭の滑走量を増大できます（図㉙）。この方法は、より安全で効果的に開口量を増大でき、開口時のメカニカルストレスを軽減させる効果がありますので、開口制限のより望ましい改善法であるといえます。

　顎関節症の治療にあたっても以下の３つの診断を行い、対症療法や過剰治療に陥ることなく、患者さんにとって最も有利で適正な治療目標を立てて治療を行うことが肝要です。

　つまり、まず①病態診断に基づいて病態改善と症状消退による機能回復を図り、同時に②発症メカニズムの診断に基づき原因療法を行って病態増悪と再発を防止します。更に③エンドポイントの診断に基づき、その患者さんの物理的、心理的、時間的、経済的なあらゆる条件を盛り込んで、患者さんにとって最も有利な具体的治療目標を設定します。

　その具体的治療目標は、顎関節症の症状が生活に支障のないレベルまで軽減あるいは消退し、その患者さんが健康で長生きして亡くなられるまで症状が再発しない状態にまで顎口腔系を整え、しかも、咀嚼、嚥下、呼吸、発音、感覚、審美、姿勢維持などの機能が十分満足できるレベルにまで回復し維持されるものでなければなりません。

【参考文献】
1）小出 馨（編）：臨床機能咬合学 咬合の７要素によるオクルージョンの臨床．医歯薬出版，東京，2022．
2）井出吉信，小出 馨（編）：チェアサイドで行う顎機能検査のための基本機能解剖．医歯薬出版，東京，2023．

小出 馨　小出勝義　浅野栄一朗　小出勝典
渡辺正宣　小出 耀　神田 亨　浅沼直樹

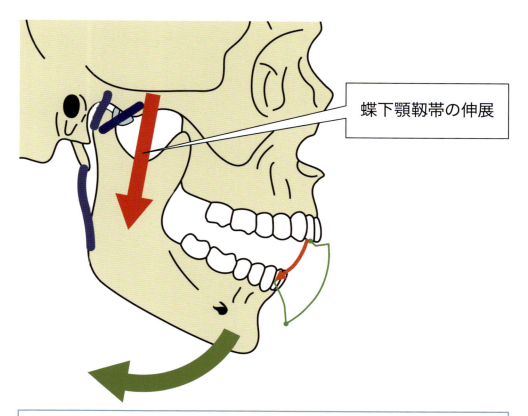

図❷ また、通常の開口訓練は蝶下顎靱帯を生理的限界を超えて伸展させることにより最大蝶番開口量を増大させるため、大開口時に側頭筋前部筋束や咬筋などの閉口筋を伸展させて障害を生じさせる場合がある

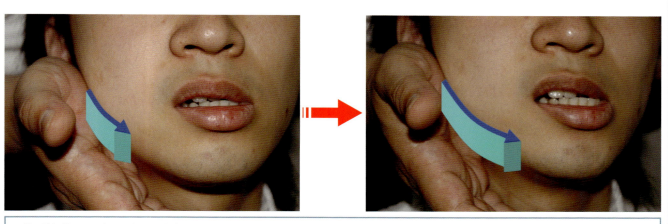

図❷ 陳旧性のⅢb型やⅣ型などを対象に、顎関節の可動性を増大させる臨床で最も効果的な開口訓練。大きく開口させず、患側を平衡側にする側方運動を徒手的施術により助長して、レトロディスカルティシュ上部組織を圧迫することなく伸展させて開口量を増大させる。これにより、日常開口時のメカニカルストレスが軽減される

chapter 14 顎関節症の治療②

奏功するスプリントはここがポイント
ディコンプレッションとディプログラミングが決め手

　本章では、「顎関節症の治療②」として、奏功するスプリント治療のポイントを具体的に示します。ディコンプレッションとディプログラミングを組み込んだ臨床で有効な設定と調整の基準を知ると、的確に奏功するスプリント治療が行えるようになり、臨床がぐんと楽しくなります。また、コンタクトスポーツに不可欠なプロテクターとしてのマウスガードを効果的に製作するポイントもお示しします。

■■■ スプリントを奏功させるポイント

1. 顎関節症に対するスプリント治療の基本原則

　前章のマニピュレーションテクニックで示したように、顎関節症の主原因はメカニカルストレスです。スプリント治療にあたっても治療の基本原則は、原因療法として**表❶**に示す顎関節症と関連のある諸組織に対して加わっているメカニカルストレスを軽減あるいは取り除くことです。したがって、症例ごとに病態の原因となっているメカニカルストレスの加わっている状態を診断し、これに的確に対処することが重要です。

2. スプリント（アプライアンス）の種類

　一般にスプリント療法では、スタビライゼーション型スプリント（リラキゼーション・アプライアンス）と下顎前方整位型スプリント（アンテリアリポジショニング・アプライアンス）の2種類が主に用いられています。本章では、圧倒的に使用頻度の高いスタビライゼーション型スプリントについて、その臨床上の要点を詳細に示します。

3. スタビライゼーション型スプリントの目的

　スタビライゼーション型スプリントの目的は、**表❷**に示すように顎関節症の治療にかぎらず、局所への力の集中を防止して顎口腔系の調和を図ることです。つまり、顎関節や筋

表❶　顎関節症と関連の深い組織
1. 骨（下顎頭、関節窩、関節結節） 2. 筋 3. 関節円板 4. 二層部（上層、下層、静脈叢） 5. 前方停止線維（上葉、下葉） 6. 内側停止線維、外側停止線維 7. 靱帯 8. 関節包 9. 歯 10. 歯周組織

表❷　スタビライゼーション型スプリントの目的
1. 顎位の修正 2. 顎関節への負荷の軽減 3. 筋への負荷の軽減 4. エングラムの除去 5. 早期接触の除去 6. 咬頭干渉の除去 7. 適正な側方ガイドの付与 8. 整位した関節円板の保持 9. 変形した円板の形態修正 10. 咀嚼機能の回復 11. ブラキシズムによる歯の咬耗予防 12. 補綴装置の破損防止

と調和した咬合を、歯列に一層被覆した樹脂上に構成し、筋の緊張緩和やアダプテーション、リモデリングが経時的に生じてくるのに適宜対応し、咬合と筋と顎関節の関係を適正な状態へ誘導することを主目的としています。

4. スプリントベース部の製作基準

　スプリントベース部は、舌房や口唇、頬などの口腔諸組織を形態的にも機能的にも侵害することなく、更に十分な物理的強度を保つ基準で製作する必要があります。もし、舌房を侵害すると、舌骨上筋群、舌骨下筋群、内舌筋、外舌筋の過緊張を促して筋の圧痛が持続し、適正な下顎位への誘導もできません。口唇を侵害する場合は表情筋の過緊張が持続し、やはり適正な下顎位への誘導を妨げます。

　具体的には、**表❸**に示す項目をおさえるこ

146　14 ▶ 顎関節症の治療②

表❸　口腔諸組織と調和したスプリントベース部の製作基準

1. 作業模型は、アルジネート印象材を用いて印象採得し、硬石膏で製作する。作業模型の唇側にアンダーカットが大きく生じないよう、図❶に示すように後方臼歯部が低くなるようにトリミングする。
2. 成型器（図❷）によりベースプレートを成型する。パラファンクション時に顆頭位の保持が可能なように、また症例によっては装着した状態で咀嚼を可能にするため、硬性のベースプレートを用いる。
3. 通常ベースプレートの厚さは、なるべく口腔諸組織を侵害しないよう1.0～1.5mmのものを用いて製作する。これにより、患者さんの違和感を抑制して快適に装着していられるようにする。
4. 成型器によるベースプレート成型時には、模型の高径の大きい前歯部をプレート中央方向に寄せて前歯部のプレートの厚さを確保する。
5. 臼歯部口蓋側の外形は、違和感を抑制するため、舌房との調和を図り、歯頸部までとする（図❸❹）。
6. 前歯部口蓋側は、強度を確保するために歯頸部から3～5mmとし、下顎切歯が接触する部位よりも口蓋側は舌房を阻害しないように陥凹させる（図❸❹）。
7. 唇頰側部は、歯冠長の1/2程度まで伸ばし、唇頰側部で物理的強度を保つ（図❸❹）。
8. 唇頰側縁の形態は移行形にはせず、バットジョイントとする（図❸❹）。これにより、唇頰側縁部からの破損を防止するとともに、患者さんが爪で外しやすくなる。
9. 口蓋側縁の形態は、口蓋粘膜面へ移行形とし（図❸❹）、患者さんの違和感を抑制して快適に装着していられるようにする。
10. 犬歯部口蓋側を中心に破損防止のため、少量の透明レジンを添加して補強する。
11. 前歯の形態が尖形でアンダーカット量が多い症例では、ベースプレートに付着している樹脂皮膜を内面のスペーサーとして用いる。また、著明なアンダーカットに対しては、パテタイプ・シリコーン印象材のベースのみでブロックアウトを行う。
12. 下顎適用型スプリントでは、唇頰側を十分長くほぼ歯頸部まで伸ばし、強度を確保する。通常、前歯舌側は歯頸部までとし、臼歯部舌側は最大豊隆部までとして舌房を侵害しないように注意する。
13. 作業模型を破損しないように製作するには、外形に沿って超音波カッターでカットする。

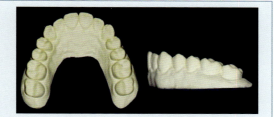

図❶　作業模型は唇側にアンダーカットが大きく生じないよう、後方臼歯部が低くなるようにトリミングする

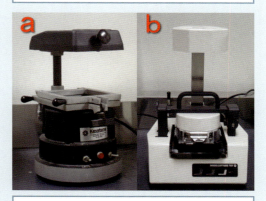

図❷　成型器によりベースプレートを成型する。a：吸引式成型器（Keystone社製）、b：加圧吸引式成型器（松風社製）

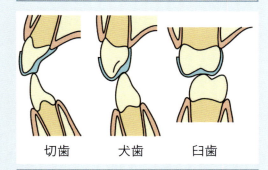

切歯　　犬歯　　臼歯

図❸　口蓋側臼歯部の外形は歯頸部まで、前歯部は歯頸部から3～5mmとする。唇頰側部は歯冠長の1/2程度まで伸ばす。口蓋側縁の形態は移行形とし、唇頰側縁はバットジョイントとする

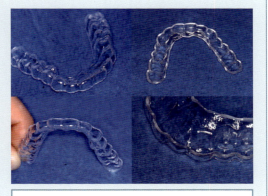

図❹　ベースプレート外形。唇頰側部は歯冠長の1/2程度まで伸ばし、バットジョイントとする

chapter 14 顎関節症の治療②

表❹a　スタビライゼーション型スプリントの設定基準①

1. パラファンクション時の顆頭位の保持と長期使用による歯の挺出を防止するため、前歯部のみのスプリントは避けて安全な全歯列接触型とする。
2. スプリントは通常、適正なアンテリアガイダンスを構成できるように上顎に適用する。下顎適応型スプリントでは、下顎をガイドするための適正なアンテリアガイダンスの構成が困難である。
3. 嚥下障害が最小となるように、周囲組織と形態的・機能的調和を図る。ベースプレートを厚さ1.0〜1.5mmのものを用いて製作し、盛り足すレジンの量も最少とする。
4. 発音障害についても十分配慮する。臼歯部口蓋側の外形は違和感を抑制するため歯頸部までとし、前歯部口蓋側は歯頸部から2〜3mmとするが、前項のスプリントベース部の製作基準で示したように患者さんの違和感を最小限に抑制して快適に装着していられるように十分配慮する（図❺）。
5. 上下の歯を当てずに努力最大開口を6〜10回行わせ、ディコンプレッションとディプログラミングを図ってエングラムを取り除き、適正な顆頭位と本来の筋肉位に近づけて下顎位を設定する（図❻〜❾）。
6. レジンを盛る前に、必要に応じてスプリントベース上で早期接触部に対する咬合調整を行う。

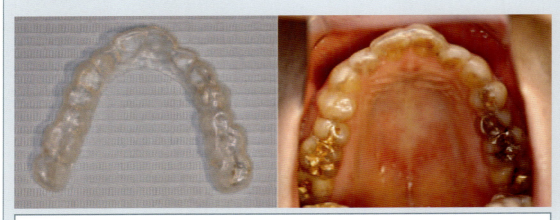

図❺　使用中のスプリントと装着状態。舌をはじめとする口腔組織と形態的・機能的調和を図り、発音障害、嚥下障害、違和感を最小限に抑制し、快適に装着していられるように十分配慮する

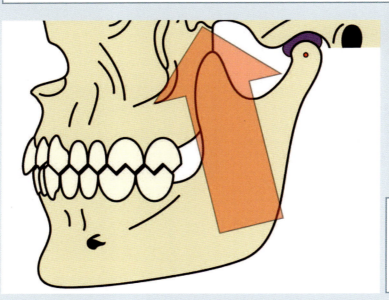

図❻　後方臼歯部が咬合低位で、顎関節は上後方へ押し込まれコンプレッションが加わっている。後方臼歯部に咬合接触を確認できるが、通常、筋の圧痛と顆頭の滑走遅延が認められる

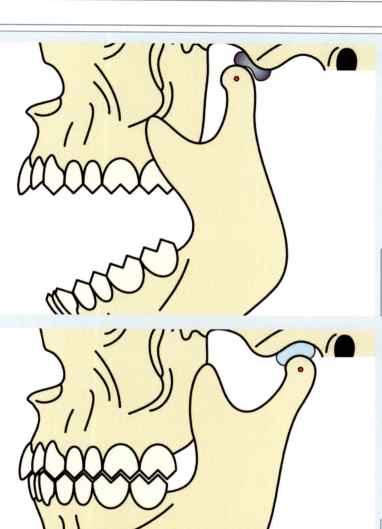

図❼　上下顎歯列を接触させずに努力最大開口を6〜10回行わせ、ディコンプレッションとディプログラミングを図ってエングラムを取り除く

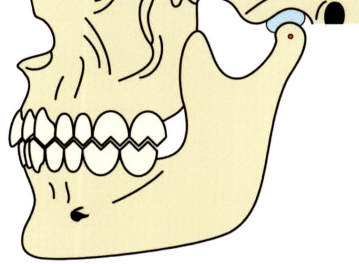

図❽　ディコンプレッションとディプログラミングによりエングラムが取り除かれ、適正な顆頭位と本来の筋肉位に近づき、咬合低位の後方臼歯部に間隙が生じる

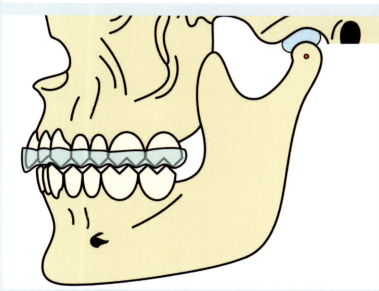

図❾　スプリントの咬合面に透明の即時重合レジンを必要最小量盛り、適正な顎位で咬合させる

表❹b　スタビライゼーション型スプリントの設定基準②

7. 下顎位の設定はなるべく安静空隙内で挙上量は小さくする。安静空隙を越えて咬合挙上を図ると、頭板状筋や頭半棘筋をはじめとする後頭部の筋群にしばしば過緊張が生じる。安静空隙を越えて咬合挙上したスプリントを 6 ヵ月以上の中長期的に使用した後は、咬合高径を適正な状態にまで下げると強度の頭痛が発生するなどの理由で下げられなくなる場合があり、十分な注意が必要である。

8. スプリントの咬合面に透明の即時重合レジンを必要最小量盛り、形を整えて餅状が過ぎてから口腔内へ挿入し、適正な顎位で咬合させる（図❾❿）。これは、レジン硬化までの患者さんに刺激が加わる時間をなるべく短くするためである。

9. レジンが完全に硬化するまでスプリントは咬合させたまま外さない。硬化する前に外すと応力が開放されて硬化するので、装着時に歯列が締めつけられるようになるからである。

10. レジンが完全に硬化して口腔内から取り出すまでの間、口のそばでバキュームにより吸引し、患者さんにレジンの臭いをかがせないように配慮する。

11. 臼歯部は下顎の頬側咬頭頂とのみ接触させる（図❸）。臼歯部における舌側での接触を構成しようとしても、通常偏心位の運動で削除されてしまうことになるからである。

12. ライトタッピングで全歯列均等接触するように咬合調整を行うが、下顎位の修正により前歯部の接触は筋症状が軽減すると強くなるので、最初は強く接触させない。

13. スプリント上にセントリックストップを構成して、噛み締めても偏心位へずれることがないようにする（図❿⓫）。

14. クロージャー・ストップを削除し、前方へ解放する（図❿⓫）。これにより、エングラムが取り除かれて顎二腹筋などの過緊張が緩解し、下顎が前方へ出てこられるようになる。

15. 後方のイコライザーはできるだけ残す（図❿）。このディコンプレッションとディプログラミングを図ってエングラムを取り除いた状態でのイコライザーは、下顎の後方への押し込みを効果的に抑制する効果を発揮する。

16. スプリント上での前方運動は、初期の筋症状が軽減してから正中でガイドさせる（図⓫）。

17. 側方へのガイドも、下顎位の修正により早期接触や咬合干渉が生じやすいため、筋症状が軽減し咬合接触状態がほぼ安定してから付与する（図⓫）。

とにより、口腔諸組織と調和したスプリントベース部を製作することができます。

5．スタビライゼーション型スプリント使用上の注意点

スタビライゼーション型スプリントは、顎関節症の保存療法に広く臨床応用されていて、圧倒的に使用頻度が高い装置です。そして、一般には口腔内から取り外しさえすれば装着前の状態に戻る可逆的治療法とされています。

しかし、実際はいったん口腔内に装着すると、エングラムの除去により顎口腔系は調和が図られ、ある程度筋の過緊張も解放されて快適になります。その状態でスプリントを取り外すと、スプリント装着前の既存の咬合関係を生体は受け入れられず、以前に増して著明な種々の不快症状が発現することがしばしばあります。また、スプリントの設定条件によっては、長期の夜間装着や比較的短期でも24時間装着のケースで、歯の挺出や圧下が

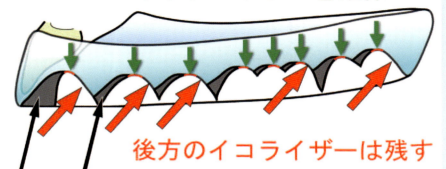

図❿ スタビライゼーション型の設定基準。ライトタッピングで全歯列均等接触させ、セントリック・ストップを確保する。前方へはストップを削除して解放し、後方のイコライザーは残す

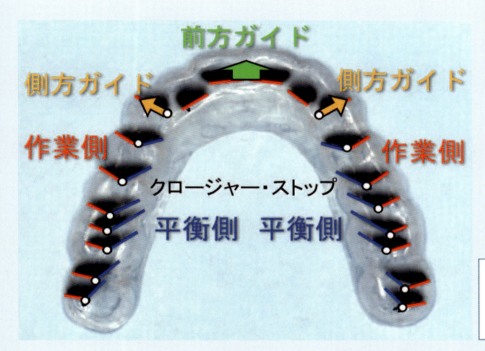

図⓫ スプリント上での前方運動は正中でガイドさせ、犬歯ガイドには後方へのブレーシング・イコライザーを必ず付与する

生じて歯列自体が変化する場合もあります。

このようにスプリント療法は、口腔内から取り外しさえすれば装着前の状態に戻る可逆的治療法とは決して言いきれませんので、安易な使用は避けるべきです。使用目的と適応、スプリントの作用、適正な設定基準と調整の要点をおさえて慎重に臨床応用すべきです。

6．スタビライゼーション型スプリントの設定

スタビライゼーション型スプリントの設定には、表❹に示す23項目の基準があります。これらをふまえて、的確に病態と症状の度合いに応じた設定を行い、適切な装着時間等の使用法をおさえることにより、奏功するスプリント療法が行えます。

7．スプリントの調整基準

①▶頭位の側方傾斜を認める患者さんでは、坐位にしたとしてもヘッドレストに頭部をあてがっただけで頭位を傾斜させずに真っ直ぐにして咬合調整を行うことができてしまいます。しかし、咬合調整終了後ヘッドレストか

chapter 14 顎関節症の治療②

表❹c スタビライゼーション型スプリントの設定基準③

18. 関節円板の転位が生じていない場合は（図⓬）、原則として側方偏心位のガイドを犬歯誘導とし、臼歯部はディスクルージョンとする。また、犬歯ガイドには、後方へのブレーシング・イコライザーを必ず付与する（図⓭）。
19. 関節円板の転位があり、閉口時での関節円板の介在が望めない陳旧性に移行した関節円板前方転位の場合は（図⓮）、復位性関節円板前方転位と非復位性関節円板前方転位のいずれにおいても、スプリント上で作業側は犬歯から第1大臼歯近心部までのグループファンクションとする（図⓯）。また、平衡側では大臼歯部に保護接触を与える（図⓰）。これらにより、側方運動時に顆頭とレトロディスカルティシュへ加わるメカニカルストレスを軽減させることができる。
　また、側方ガイドの水平的角度は、患者さん固有の作業側側方顆路角を5°程度前方へずらした方向とすることにより、作業側側方運動時のレトロディスカルティシュへのメカニカルストレスを軽減させ、保護する。
　このように、同じスタビライゼーション型スプリントでも、病態と症状の度合いに応じた設定を的確に行うことが大切であり、これにより、きちんと奏功する有効なスプリントとなる。
20. スプリント表面はすべて十分に研磨し、パラファンクションを誘発しないように、滑沢に仕上げる。
21. スプリントの前歯部唇面にはレジンが付着しないように注意し、装着時にもなるべく自然で人に気づかれないように審美的に仕上げる。
22. 最終的な咬合の微調整については詳細を次項で示すが、患者さんを坐位にしてヘッドレストから頭部を離し、自然頭位でライトタッピングを行わせて咬合接触関係を確認する。
23. スプリントの装着時間は、やはり病態と症状の度合いに応じて、基本的に①夜間の睡眠時のみ、②食事と歯磨き以外のすべての時間、③歯磨き以外のすべての時間、これら3種から選択し、装着してもらう。

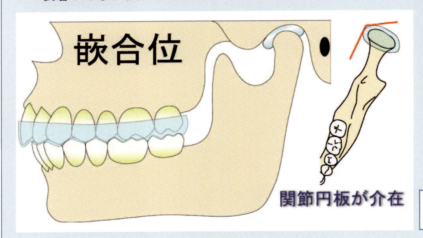

図⓬ 関節円板の転位が生じていない場合

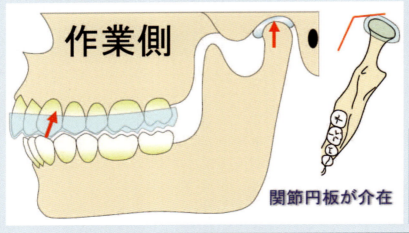

図⓭ 関節円板の転位が生じていない場合は、原則として側方偏心位のガイドを後方へのブレーシング・イコライザーを備えた犬歯誘導とし、臼歯部はディスクルージョンとする

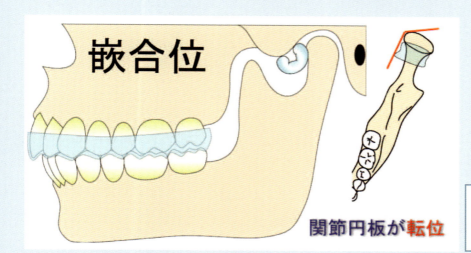

図⓮ 関節円板の転位があり、閉口時での関節円板の介在が今後も望めない陳旧性に移行した関節円板前方転位の状態

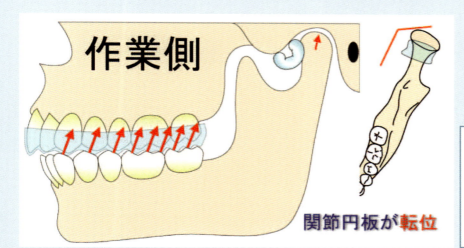

図⓯ 陳旧性に移行した関節円板前方転位の場合は、スプリント上で作業側は犬歯から第1大臼歯近心部までのグループファンクションとし、側方運動時の顆頭とレトロディスカルティシュへ加わるメカニカルストレスを軽減させる

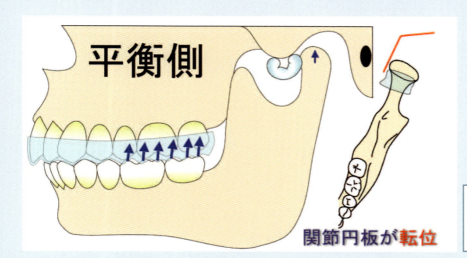

図⓰ 平衡側でも大臼歯部に保護接触を与えてレトロディスカルティシュへのメカニカルストレスを軽減させる

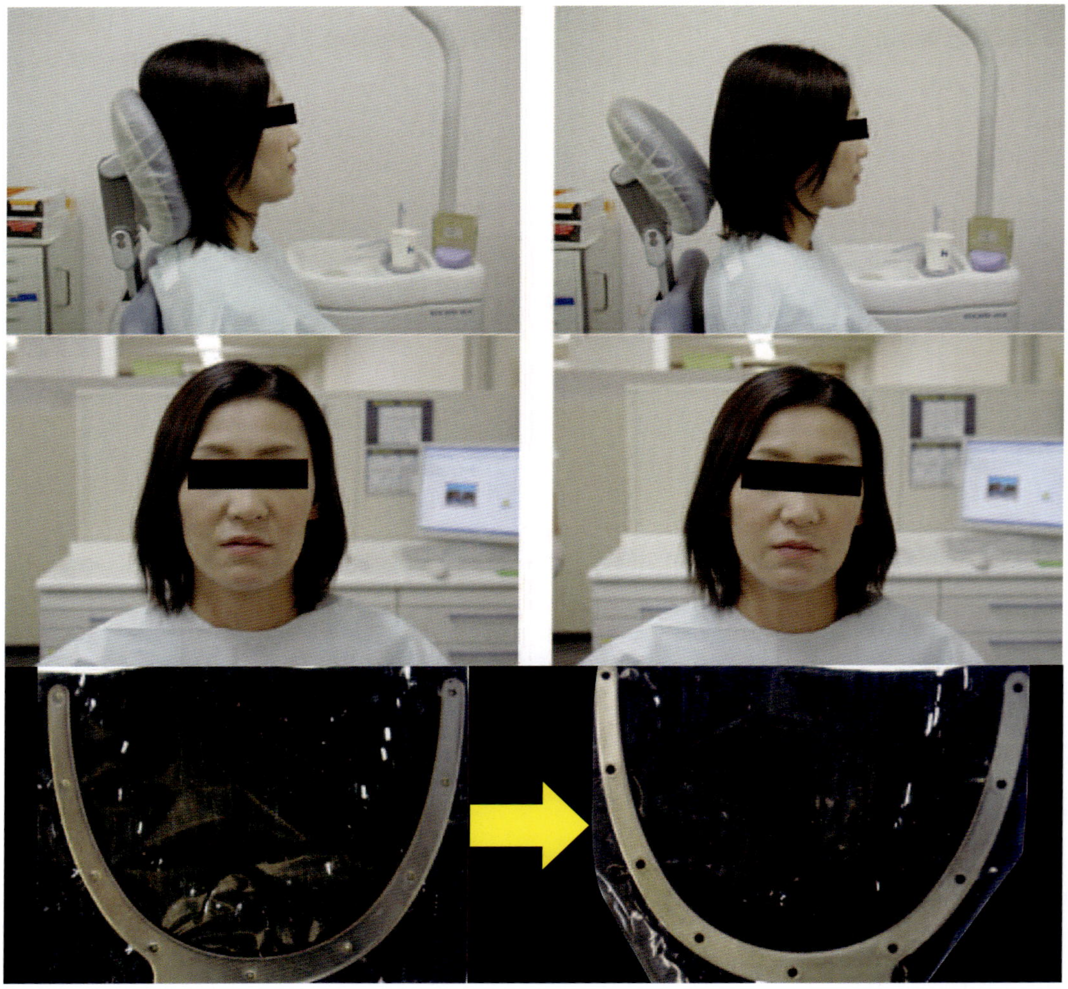

chapter 14 顎関節症の治療②

図⑰　頭位が傾斜している患者さんでは、ヘッドレストに頭をあてがっただけで頭位を傾斜させずに真っ直ぐにして咬合調整を行うことができてしまう。しかし、咬合調整終了後ヘッドレストから頭を離すと傾斜がまた生じ、傾斜側で著明な早期接触が発現する

ら頭部を離すと頭位は自然頭位で側方傾斜がまた生じ、ライトタッピングを行ってもらうと傾斜側で著明な早期接触が認められます（図⑰）。

　このことに気づかないと、患者さんはこの早期接触に対して直ちにエングラムを構築し、新たな筋の過緊張が発生します。したがって、咬合の調整は、スプリントセット時と同様に患者さんを坐位にして、ヘッドレストから頭部を離し、自然頭位でライトタッピングを行わせて確認し、微調整を行う必要があります。

②▶多くの場合、スプリントセット後3日目

までに顎二腹筋や咬筋、内側翼突筋、外側翼突筋、側頭筋などの過緊張がある程度改善して、下顎位の変化が生じています。通常この段階で1度スプリントの調整を行うことにより、症状の更なる改善が図れます（図⑱）。この段階で調整を行わないで1週間後にアポイントをとった場合には、下顎位の変化に伴ってスプリント上に新たな早期接触が生じ、新たなエングラムの構築と顎関節や筋にそれまでと異なった症状の発現をみることが多いので注意しなければなりません。

③▶スプリントセット後3日目以降は、通常なるべく1週から10日の間隔で咬合調整を

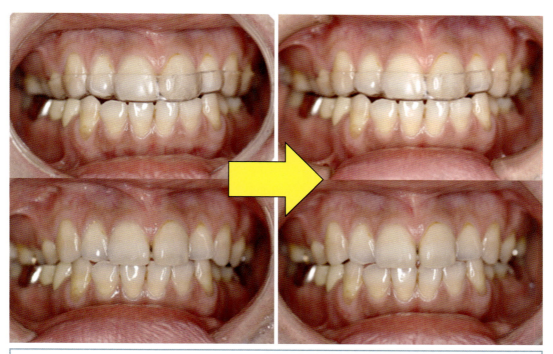

図⑱　顎関節症患者さんのスプリント治療の前後。術前に認められた顎関節の運動痛、顎二腹筋と咬筋の圧痛、頭痛、手のしびれが術後には消退した

行います。
④▶スプリントセット時には、上下歯列を接触させずに患者さんに努力最大開口を6～10回行わせ、ディコンプレッションとディプログラミングを図ってエングラムを取り除き、適正な顆頭位と本来の筋肉位に近づけて下顎位を設定しますが（図❻～❾）、この操作は再来時のスプリント調整にあたっても毎回同様に行う必要があります。

8．下顎位が修正され安定するまでのメカニズム

上下の歯列を接触させることなく、努力最大開閉口運動（頭位を後屈させた大あくび）を6～10回行うことで、ディコンプレッションにより顆頭位はより適正な位置に引き下げられ、ディプログラミングによってエングラムがある程度取り除かれて顆頭は前方へ引き出されます。また、努力最大開閉口運動を行うことによるディコンプレッションと顆頭の滑走は関節腔内での滑液の拡散と、咀嚼筋のストレッチにより、顆頭位はさらにより適正

な位置に引き下げられます。

この段階で咬合診査を行い、早期接触等の咬合不調和が認められる場合は、スプリント療法を行って筋緊張の改善を図ります。スプリント療法を行って、早期接触や後方臼歯部の咬合低位により誘発されたTCH（トゥースコンタクティング・ハビット）や睡眠時パラファンクション（スリープ・ブラキシズム：SB）が改善すると、ハイパームビリティの軽減に伴って歯根膜の圧縮も解除され、顆頭位と咬合接触にも影響が生じます（図⑲）。

咀嚼筋や顎二腹筋をはじめとする前頸筋（舌骨上・下筋群）、さらに頭板状筋、頭半棘筋、肩甲挙筋など頸部筋群の緊張緩和により、偏位していた頭位の改善が生じます。この頭位の改善は、顆頭の後上方への突き上げによって頭蓋縫合部から偏位していた側頭骨を復位させ、下顎位にも影響が生じます。

さらに、下顎窩と関節結節の表層、ならびに顆頭の表層を構成する軟骨組織は、圧迫により破壊されていたものが、ディコンプレッ

後方臼歯部咬合低位の改善要素

1. ディコンプレッション（6〜10回の努力最大開閉口運動による）
2. ディプログラミング（6〜10回の努力最大開閉口運動による）
3. 顎関節腔内での滑液の拡散（努力最大開閉口運動による）
4. 咀嚼筋のストレッチ（努力最大開閉口運動による）
5. 筋緊張の緩和・改善（スプリント療法による）
6. 歯根膜の圧縮改善（ハイパームビリティの改善による）
7. 偏位していた頭位の改善（頸部筋群の緊張改善による）
8. 側頭骨偏位の改善（顆頭突き上げの改善による）
9. 顆頭2次軟骨の修復（リモデリングによる）
10. 下顎窩軟骨の修復（リモデリングによる）
11. 関節面線維層の修復（ディコンプレッションと滑液による）
12. ハイパームビリティにより生じた片側咀嚼筋肥厚の改善
13. 身体姿勢（傾斜、回旋）の改善（背部筋群の）
14. 仙腸関節の歪みと、股関節のコンプレッションの改善

図⑲　顆頭位が下方へ移動して後方臼歯部の咬合低位が改善していくメカニズム

ションで過剰なメカニカルストレス（力学的負荷）が取り除かれたことにより、リモデリングが生じて修復されてきます。特に顆頭表層の軟骨は"2次軟骨"と称され、メカニカルストレスに敏感に反応し、軟骨の吸収や修復は比較的速く生じ、その分だけ顆頭位は引き下げられていきます。さらに、この軟骨組織を被覆する線維層も、ディコンプレッションと滑液の働きによって修復されると、その分だけ顆頭位は引き下げられます。

ハイパームビリティによって生じた片側咀嚼筋の肥厚も、クレンチングが生じなくなると軽減して顆頭位は引き下げられます。咬合の不調和に由来する頭位の傾斜や回旋に伴う背部筋群の過緊張が軽減すると、身体姿勢の歪みが改善して顆頭位も変化します。さらに、仙腸関節の歪みと、股関節のコンプレッショ

ンが改善すると、やはり顆頭位も変化してきます。

このように、いったん下顎位が修正され、そののちにこれらの生体現象が生じるため、その度合いに応じて下顎位が安定するまで経過観察を行う必要があります

9．スプリント療法の終了

顎関節、筋、咬合の病態改善と種々の症状消退が認められたならば、顎関節のリモデリングとアダプテーションに対応しながら通常3〜6ヵ月程度の経過観察を行います（図⑳⑳）。その後、必要最小限の咬合調整と(図㉒)、コンポジットレジン等の修復材による咬頭嵌合位の咬合接触、並びに偏心位ガイドの改善を図り（図㉓）、再度リモデリングとアダプテーションを確認しながら3〜6ヵ月の経過観察を行います。その間もスプリントを装着

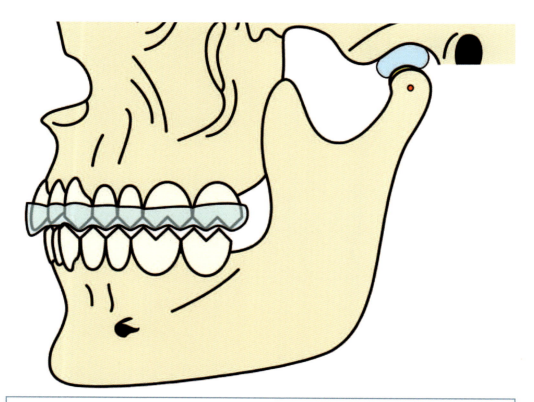

図⓴　種々の症状が消退したら、顎関節のリモデリングとアダプテーションに対応しながら通常3〜6ヵ月程度の経過観察を行う

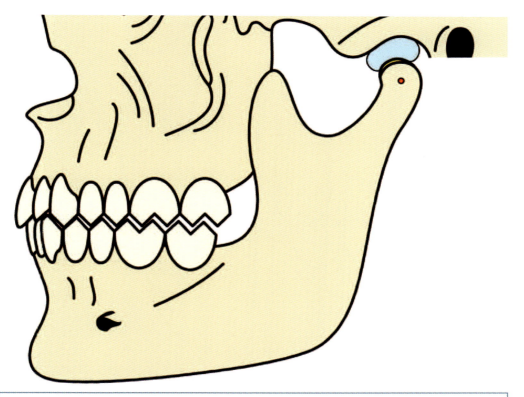

図㉑　顎関節のリモデリングにより、更に咬合接触関係に変化が生じている

chapter 14 顎関節症の治療②

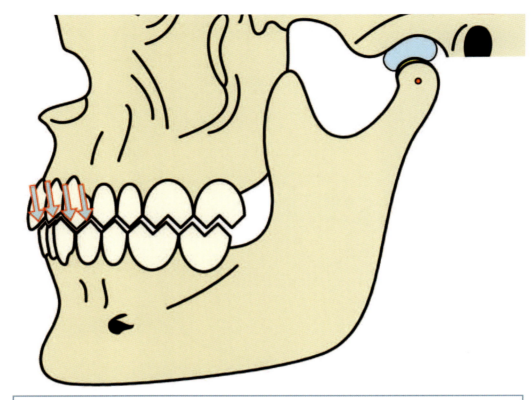

図㉒　必要最小限の咬合調整を行う

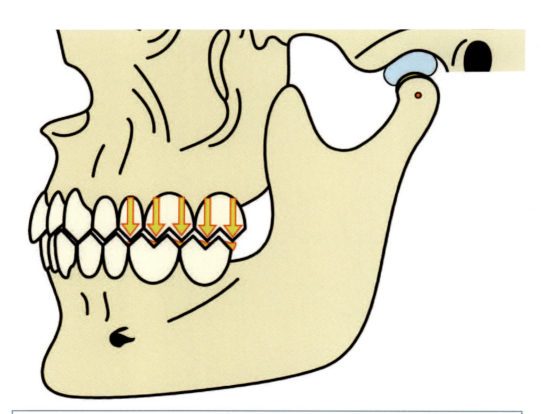

図㉓　コンポジットレジン等の修復材による咬頭嵌合位の咬合接触、並びに偏心位ガイドの改善を図り経過観察を行う

できるように調整を繰り返し、睡眠中のパラファンクションに対応できるようにしておきます。

　最終的に必要に応じて最終修復を行い、３ヵ月ごとの定期検診へ移行します。

【参考文献】

1）小出 馨（編）：臨床機能咬合学 咬合の７要素によるオクルージョンの臨床. 医歯薬出版, 東京, 2022.
2）井出吉信, 小出 馨（編）：チェアサイドで行う顎機能検査のための基本機能解剖. 医歯薬出版, 東京, 2023.
3）Mizuhashi F, Koide K, Takahashi M, Mizuhashi R: A method to maintain the thickness of the mouthguard after the vacuum forming process: changes of the holding conditions of the mouthguard sheet. Dent Traumatol, 24: 350-355, 2011.
4）小出勝義, 小出 馨, 水橋 史, 高橋 睦：歯の接触を伴わない開閉口運動が閉口時の顆頭位に及ぼす影響. 日補綴会誌, 6（4）：414-422, 2014.
5）筒井照子, 筒井祐介：包括歯科臨床Ⅱ 顎口腔機能の診断と回復. クインテッセンス出版, 東京, 2015.
6）筒井照子, 筒井武男, 田代孝久：スプリントに強くなろう！. クインテッセンス出版, 東京, 2017.

小出 馨　浅野栄一朗　小出勝義　渡辺正宣
小出 耀　水橋 史　小出勝典　森野 隆

有効性の高いスポーツマウスガードの製作

国民がスポーツを生涯にわたって安全に行っていくために

競技選手に限らず、生涯にわたって国民がスポーツや運動を安全に行っていくためには、全身の運動機能や身体バランスと密接に関連する咬合と顎口腔系の調和を保つことが極めて重要です[1]。また、歯列を保護するためにはスポーツマウスガードの装着と、さらにそのうえでの下顎位とガイドの理解が重要です。

有効性の高いマウスガードの製作ポイント

1．マウスガードの普及とその対応

近年、スポーツ時の顎顔面領域の外傷予防、脳震盪の予防、運動能力の向上を目的としてマウスガードが急速に普及してきています。そして、スポーツ競技の種類によりさまざまなデザインのマウスガードが製作されるようになってきました。また、2011年6月にはスポーツ基本法が成立し、これまで競技スポーツ中心であった国の政策が、地域スポーツを推進するように変化してきました。これを受けて、マウスガードの着用が義務化される競技が拡大し、更なる普及が予測されており、私たち歯科医師は効果的なマウスガードの製作法を熟知しておく必要があります。

2．マウスガードの製作法

カスタムメイドマウスガードの製作には、各種成型器（chapter14の図❷参照）を用いて熱可塑性シートを軟化圧接して成型を行う方法が一般的ですが、成型後には前歯部の厚さの減少が大きく、衝撃吸収に有効とされる3～4mmの厚さを確保することは困難です。成型後マウスガードの厚さは、シートの材質や色、作業用模型の形態や成型器の種類による影響を大きく受けることが報告されており、厚さを確保するためのさまざまな製作法が考案されています[1,2]。

そこで本章では、廉価で臨床応用範囲の広いEVAシートと操作が簡便な吸引式成型器を使用して、シングルレイヤーマウスガードの厚さを確保する有効な製作法を示します。

3．効果的なシートの加工

効果的なマウスガードの製作法として、1枚のEVAシートを用いて吸引成型法で適切な厚みと適合性を備えたマウスガードを製作する方法があります[3]。

材料はマウスガードシート（EVA、厚さ3.8mm）を使用し、シートの前方および後方の縁から20mmのところに90mmの長さで超音波カッターを用いて切れ込みを入れ、さらにシートの左右側方の縁から15mmのところに80mmの長さで切れ込みを入れたものを準備します（図❶）。シートに切れ込みを入れることにより、切れ込みの内側のシート部分はほぼフリーな状態となり、シートの加熱時と吸引時における引き延ばしが効果的に抑制されます。

4．成型器へのマウスガードシートと作業用模型の設置

成型台上面の模型設置部から前後方向と左右方向に5mmの範囲以外にはビニールテープを貼付し、吸引時の空気の漏れを防止します（図❷）。また、シートの切れ込みを入れた部分にはワセリンを塗布し、シート加熱時の切れ込み部分における融着を防ぎます[3]。マウスガードシートを成型器のクランプで保持し、作業用模型を成型台の中央に設置します。

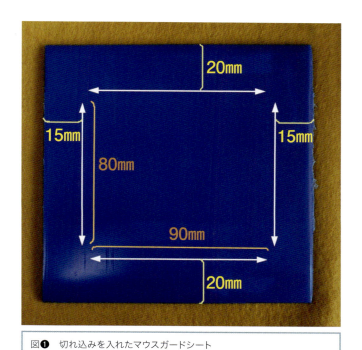

図❶　切れ込みを入れたマウスガードシート

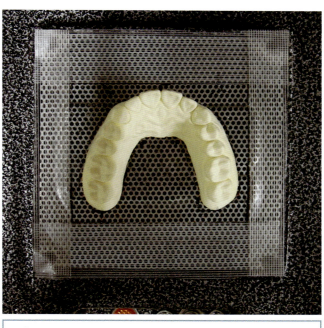

図❷　成型台上面の準備

5．マウスガードシートの成型

　成型は、吸引型成型器を用いて吸引成型を行います。成型器のヒータースイッチを入れ、シート温度が約80℃に上昇した時点で、シートを上下反転してクランプに挟みなおし、シートの加熱面を模型に圧接して成型を行います[4]。シートの加熱面を模型に圧接することにより、良好な適合性が得られます（**図❸、❹**）[5]。吸引圧接を約1分間行い、数時間自然放冷して、内部応力の開放を行います。

chapter 15　スポーツマウスガードの咬合

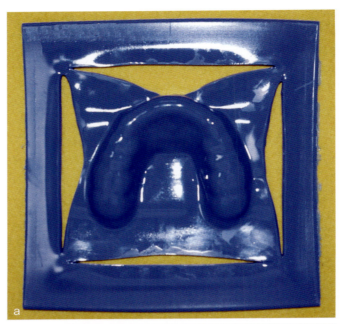

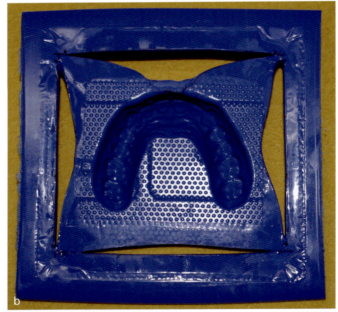

図❸　成型後の切れ込みを入れたマウスガード。a：外面、b：内面

　このように、切れ込みを入れたシートを用いて加熱後のシートを上下反転して加熱面を模型に圧接する成型法により、1枚のシートで適切な厚みと適合性を備えたマウスガードを製作することができます（図❺、❻）。

6．形態修正・完成

　放冷後、金冠バサミや超音波カッターを用いて余剰部を切除し、各種ポイントやディスク等で形態修正と研磨を行います。その後、咬合器上で咬合調整を行った後、口腔内で最終調整を行って完成です（図❼）。

7．マウスガードの咬合接触関係

　スポーツマウスガードの咬合接触関係は、基本的に外傷防止の目的から、マウスガード上の咬合位で両側の臼歯部に均等で安定した咬合接触を与えることが重要です。前歯部の接触に関しては、強い噛みしめを行うと図❽に示すように顆頭が上方へ偏位することか

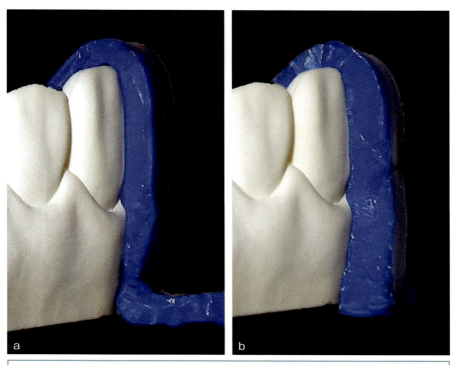

図❹　成型後のマウスガード。a：通常のシートを用いた場合、b：切れ込みを入れたシートを用いた場合

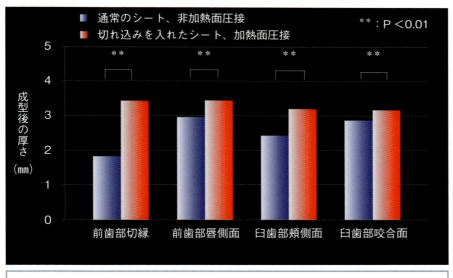

図❺　成型後のマウスガードの厚み

ら[6]）、競技内容によって前歯部も臼歯部と均等に接触させる場合と、強い噛みしめ時にのみ前歯部を接触させる場合（図❾）とがあります。

　また、chapter16で示すように、体位の変化や頭位の傾斜、回旋、前後移動等によって下顎位が偏位することから、競技種目に応じて選手が競技時に頭位を傾斜や回旋させた状態でも、閉口筋によって楽に閉口して安定した咬合接触位が得られるようにすることが、パフォーマンスを発揮するうえで重要です。

　また、基本的にスポーツマウスガード装着時の側方ガイドは、chapter14の図❿～❻

chapter 15 スポーツマウスガードの咬合

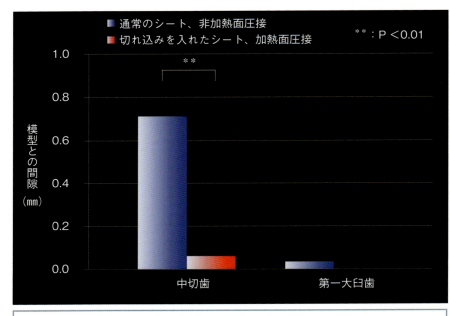

図❻　成型後のマウスガードの適合性

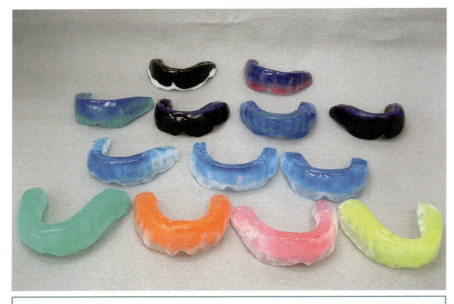

図❼　マウスガード　ラミネートタイプの完成

のスプリントにおける側方ガイドの設定基準で示したように、顎関節円板が介在している場合には犬歯誘導で問題ありません。しかし、顎関節円板が前方転位している場合には、顆頭の支持組織への負荷軽減の目的で作業側ではグループファンクションに、平衡側ではバランシングコンタクトを付与することが望ましいといえます。

【参考文献】
1) 石上恵一，上野俊明，川良美佐雄，前田芳信，安井利一（編）：要説　スポーツ歯科医学．医学情報社，東京，2015．
2) 小出 馨，水橋 史：咬合・顎関節を守る〜口の周囲の筋トレも含めて〜．特集　スポーツにおける歯科の重要性〜スポーツ歯学の現場からの提言〜，歯科医療2018特集，44-58，第一歯科出版，東京，2018．
3) 竹内正敏，都賀谷紀宏：口腔内装置作製のためのサーモフォーミング徹底活用．67，砂書房，東京，2006．

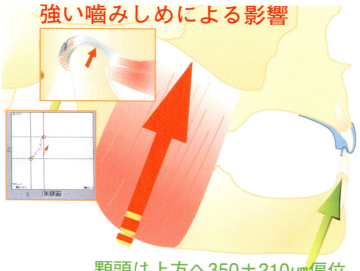

図❽ 強い噛みしめ時には顆頭が上方へ突き上げる

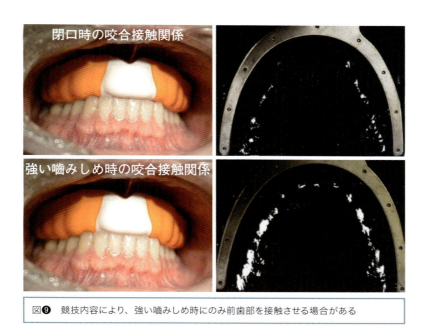

図❾ 競技内容により、強い噛みしめ時にのみ前歯部を接触させる場合がある

4) Mizuhashi F, Koide K, Mizuhashi R：Influence of working model position on the formation of a pressure-formed mouthguard. Dent Traumatol. 2016；32（6）：469-473. doi：10.1111/edt. 12274.

5) Mizuhashi F, Koide K, Mizuhashi R：Influence of working model angle on the formation of a pressure-formed mouthguard. Dent Traumatol. 2017 Jun；33(3)：189-193. doi：10.1111/edt. 12317.

6) Mizuhashi F, Koide K, Takahashi M：Thickness and fit of mouthguards adjusted by notching thermoplastic sheets under different heating conditions. Dent Traumatol 2015；31（4）：288-293. doi：10.1111/edt. 12143.

7) Mizuhashi F, Koide K, Takahashi M：Thickness and fit of mouthguards according to heating methods. Dent Traumatol 2014；30（1）：60-64. doi：10.1111/edt. 12046.

8) Mizuhashi F, Koide K：Vacuum-formed mouthguard fabrication to obtain proper fit using notched sheet. Dent Traumatol 2019；doi：10.1111/edt. 12463.［Epub ahead of print］

小出 馨　小出勝義　小出 耀　高橋 睦　水橋 史
白石大典　小出未来　森野 隆

16 体位や頭位と咬合

chapter 16

体位や頭位が下顎位や咬合に及ぼす影響

さまざまな因子が下顎位に及ぼす影響を具体的に知り、臨床に活かす

chapter01 咬合の役割
chapter02 筋の触診
chapter03 顎関節の触診
chapter04 顎関節の診断
chapter05 咬合採得
chapter06 CrBrの咬合①
chapter07 CrBrの咬合②
chapter08 CrBrの咬合③
chapter09 有床義歯の咬合
chapter10 インプラントの咬合
chapter11 1分間のMagic
chapter12 咬合器を知る
chapter13 顎関節症の治療①
chapter14 顎関節症の治療②
chapter15 スポーツマウスガードの咬合
chapter16 体位や頭位と咬合
chapter17 舌のトレーニング
chapter18 唾液の効能

chapter05の「咬合採得」のところで、姿勢や表情筋などさまざまな因子が下顎位に影響を及ぼすことを示しましたが、その他に体位の変化や頭位の傾斜、回旋、前後移動等によっても下顎位が顕著に偏位することが報告されています[1-4]。したがって、初診時の咬合診査・診断に始まり、歯科補綴や矯正治療の各治療ステップにおける下顎位と咬合診断、最終ステップにおける咬合採得や咬合調整、これらを行う際には、体位や頭位の変化が下顎位や咬合に及ぼす影響を具体的に十分認識していることが極めて重要です。もちろん、chapter14の「スプリント治療」やchapter15の「スポーツマウスガードの咬合調整」においても同様に重要です。

1．体位が坐位から水平位に変化すると、下顎は後方へ偏位（図❶a、b）

患者体位が坐位から水平位になると、顆頭位は後方へ830±380μm偏位します。これは、下顎に加わる重力の方向が下方から後方へ変化したことと、前頸筋（舌骨上・下筋群）、広頸筋、前頸部皮膚が下顎を後方へ牽引することによって生じます。通常、正常咬合であれば、咬頭傾斜の大きい第1小臼歯部あるいは最後方臼歯部に早期接触が生じ、前歯部は離開します。

2．頭部が左へ傾斜すると、下顎は左へ偏位（図❷）

頭位が左側へ5度傾斜すると、下顎切歯点は平均約1.0mm、10度傾斜で平均約1.8mm、20度傾斜で平均約3.0mm左側へ偏位します。これは、下顎に加わる重力の方向が下方から左側方向へ変化したことにより生じますが、この偏位量の違いは、これに伴って右側の咬筋、側頭筋、舌骨上・下筋群、広頸筋、前頸部皮膚が伸展し、その反作用が下顎の左側への偏位に対して抑制的に働くためです。通常、正常咬合であれば、傾斜側である左側の犬歯部付近に早期接触が生じ、臼歯部は離開します。

3．頭部が右へ回旋すると、下顎は左へ偏位（図❸）

頭位が右側へ10度回旋すると、下顎切歯点の位置は平均約0.4mm、30度回旋で平均約1.6mm回旋方向とは逆の左側へ偏位します。これは頭位が右側へ回旋すると、左側の舌骨上・下筋群、広頸筋、前頸部皮膚が伸展され、その反作用によって下顎を左側へ牽引することで生じます。通常、正常咬合であれば、非回旋側である左側の犬歯部付近に早期接触が生じ、臼歯部は離開します。

4．頭位が後屈すると、下顎は後方へ偏位（図❹）

頭位が30度後屈すると、下顎切歯点は平均約0.5mm後方へ偏位します。これは、舌骨上・下筋群、広頸筋、前頸部皮膚が下顎を後方へ牽引することによって生じます。通常、正常咬合であれば、咬頭傾斜の大きい第1小臼歯部あるいは最後方臼歯部に早期接触が生じ、前歯部は離開します。

5．頭位が前屈すると、下顎は前方へ偏位（図❺）

頭位が10度前屈すると、下顎切歯点は平均約0.5mm前方へ偏位します。これは、下顎に加わる重力の方向が下方から前下方へ変化

体位が坐位→水平位　下顎は後方へ偏位

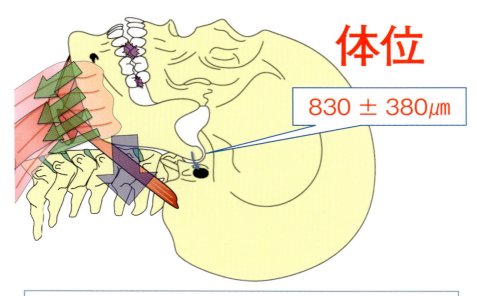

体位

830 ± 380μm

図❶a　体位が坐位から水平位になると、顆頭は後方へ顕著に偏位する（J Nishimaki, K Koide ; A Clinical Study on Changes of Mandibular Position Due to Posture during Dental Treatment, J Jpn Prosthodont Soc. 46: 64-72, 2002.）

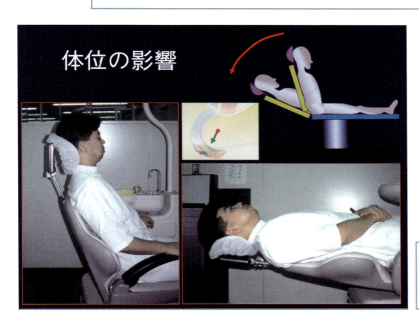

図❶b　下顎に加わる重力の方向が下方から後方へ変化し、前頸筋、広頸筋、前頸部皮膚が下顎を後方へ牽引する

したことと、舌骨上・下筋群、広頸筋、前頸部皮膚、ならびに内舌筋、外舌筋が前方へ移動して、下顎を前方へ圧迫することによって生じます。通常、正常咬合であれば、前歯部に早期接触が生じ、臼歯部は離開します。

6．頭位が前方へ移動すると、下顎は後方へ偏位（図❻）

　頭位が前方へ移動すると、その度合いに応じて下顎は後方へ偏位します。これは、舌骨上・下筋群、広頸筋、前頸部皮膚が下顎を後方へ牽引することによって生じます。通常、正常咬合であれば、咬頭傾斜の大きい第1小臼歯部あるいは最後方臼歯部に早期接触が生

chapter 16 体位や頭位と咬合

頭部が左へ傾斜→下顎は左へ偏位

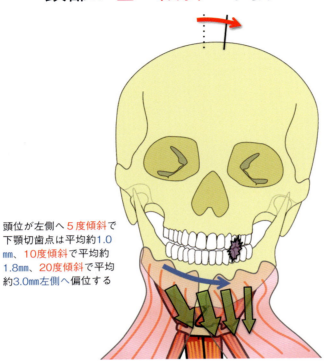

頭位が左側へ5度傾斜で下顎切歯点は平均約1.0mm、10度傾斜で平均約1.8mm、20度傾斜で平均約3.0mm左側へ偏位する

図❷ 頭位が左へ20度傾斜すると、下顎切歯点は左へ3.0mm偏位する

頭部が右へ回旋→下顎は左へ偏位

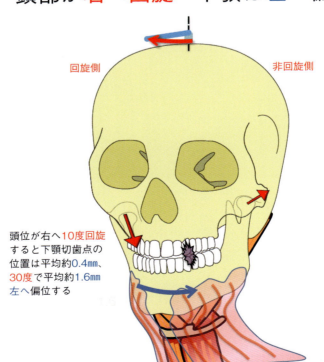

回旋側　　　非回旋側

頭位が右へ10度回旋すると下顎切歯点の位置は平均約0.4mm、30度で平均約1.6mm左へ偏位する

図❸ 頭位が右へ30度回旋すると、下顎切歯点は逆に平均約1.6mm左へ偏位する

頭位が後屈→下顎は後方へ偏位

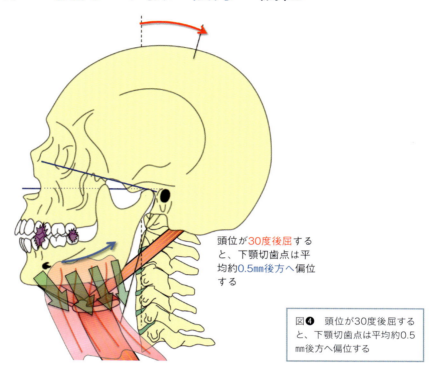

頭位が30度後屈すると、下顎切歯点は平均約0.5mm後方へ偏位する

図❹　頭位が30度後屈すると、下顎切歯点は平均約0.5mm後方へ偏位する

頭位が前屈→下顎は前方へ偏位

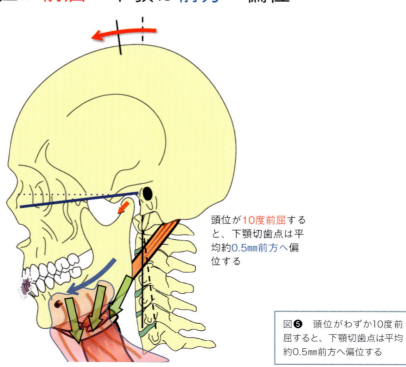

頭位が10度前屈すると、下顎切歯点は平均約0.5mm前方へ偏位する

図❺　頭位がわずか10度前屈すると、下顎切歯点は平均約0.5mm前方へ偏位する

chapter 16 体位や頭位と咬合

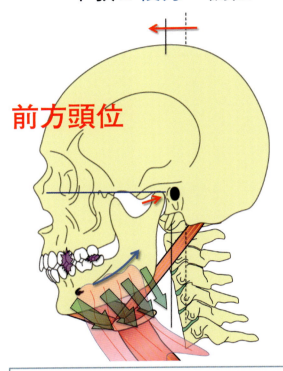

頭位が前方へ移動
→下顎は後方へ偏位

前方頭位

図❻ 頭位が前方へ移動すると、下顎は後方へ偏位する

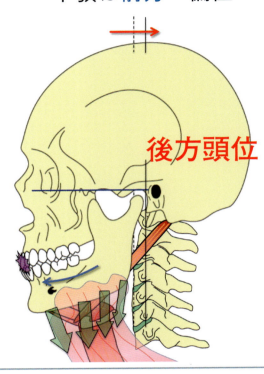

頭位が後方移動
→下顎は前方へ偏位

後方頭位

図❼ 頭位が後方へ移動すると、下顎は前方へ偏位する

じ、前歯部は離開します。スマートフォンや携帯型ゲーム機、ノートパソコンなどに集中しているときはこの頭位になっており、普段から開口して口呼吸を誘発し、姿勢は猫背で、顆頭が後方へ押し込まれます。この頭位が習慣化すると、顎関節への負担のみならず、脊椎が歪んでストレートネックになったり、口呼吸により細菌感染のリスクも高まります。

7．頭位が後方移動すると、下顎は前方へ偏位（図❼）

頭位が後方移動すると、その度合いに応じて下顎は前方へ偏位します。これは、舌骨上・下筋群、広頸筋、前頸部皮膚、ならびに内舌筋、外舌筋が圧迫されて干渉となり、下顎を前方へ圧迫することによって生じます。通常、正常咬合であれば、前歯部に早期接触が生じ、

臼歯部は離開します。

【参考文献】
1）小出 馨：Ⅷ章 COLUMN「頭位が下顎位に及ぼす影響」．（石上惠一，上野俊明，川良美佐雄，前田芳信，安井利一，編），要説 スポーツ歯科医学．144，医学情報社，東京，2015.
2）小出 馨，水橋 史：咬合・顎関節を守る～口の周囲の筋トレも含めて～．特集 スポーツにおける歯科の重要性～スポーツ歯学の現場からの提言～．歯科医療2018特集，第一歯科出版，44-58，2018.
3）中島 優，小出 馨，荒川いつか，小出勝義：頭位の側方傾斜が下顎位に及ぼす影響．日補綴会誌，6(3)：300-308，2014.
4）Katayama N, Koide K, Koide K, Mizuhashi F.：The influence of horizontal cephalic rotation on the deviation of mandibular position, J Adv Prosthodont. 10(6)：401-407, 2018.

小出 馨　小出勝義　片山直人　小出未来
浅沼直樹

COLUMN：噛み合わせがずれる日常生活での誘因

噛み合わせは、日常生活での以下の誘因によってずれて、顔がゆがみ、首や背骨が曲がって、全身へとその影響が伝搬していく可能性がありますので、注意が必要です。

❶　むし歯の放置

❷　歯が抜けたまま放置

❸　智歯（親知らず歯）の萌出

❹　口呼吸

❺　片噛み（片側咀嚼）

❻　食事での噛む回数が少ない→1口20～30回よく噛むのがおすすめ

❼　頬杖

❽　足組み

❾　横座り

❿　猫背

⓫　肩掛けカバン

⓬　目にかかる片流れの髪型

⓭　いつも腰をまるめて椅子に座る

⓮　いつも同じ方向からテレビを見ている

⓯　うつ伏せ寝、同じ方向ばかり向いて寝る

⓰　うつ伏せでの読書

⓱　日ごろの仕事の姿勢が一方へ片寄っている

⓲　携帯電話や携帯ゲームの長時間操作

⓳　ノートパソコンを覗き込んでの長時間操作

⓴　バトミントン、テニス、卓球、フェンシング、弓道などの身体の片側を主に使うスポーツ

㉑　バイオリン、フルートなど身体を歪めて行う楽器演奏

㉒　クラリネット、トロンボーン、トランペット、チューバなどは顎関節へ負担がかかる

chapter 17 舌のトレーニング

"舌のトレーニング（舌トレ）"の効果
人生100年時代の健康寿命の延伸には"舌トレ"が有効

　人生100年時代が到来し、健康寿命の延伸には加齢に伴う心身の活力減衰、すなわち運動能力や認知能力が低下するフレイルの予防が急務です。65歳以上の高齢者は、口腔機能の衰えによって死亡リスクが2倍以上に、歯を欠損したままにしていると、認知症発症率は約2倍に、転倒する人数は 約2.5倍に、それぞれ増加したとの報告がなされています。このように、咬合に由来するオーラルフレイルは、全身のさまざまな機能低下の引き金となるため、その原因となる筋肉量と筋力の低下（サルコペニア）や、筋や顎関節等にかかわる運動機能不全（ロコモティブシンドローム）を予防することが、寝たきりや要介護を回避して健康長寿を達成するうえで極めて重要です。

　加齢や噛む回数の減少、噛み合わせのズレなどが原因で舌をはじめとする口腔周囲筋の筋力が衰えると、筋膜連鎖などによって顎口腔系にとどまらず、「chapter14-8（図⑲）」にも示したように全身へと衰えが波及し、さまざまな問題が生じてきます。咀嚼筋をはじめ、通常は筋トレなど十分に行えない舌筋や舌骨上・下筋群、表情筋のリハビリには、"舌

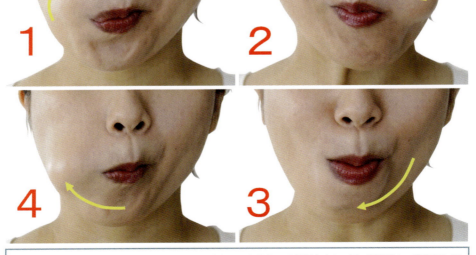

図❶　"ベロ回し"トレーニング。口唇を閉じて舌尖を口腔前庭の唇頬側歯肉と口唇・頬粘膜との移行部に押しつけながら2秒に1回のペースで舌を大きく回旋する

"ベロ押し"トレーニング

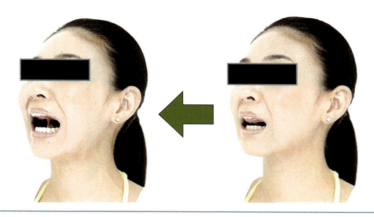

図❷ "ベロ押し"トレーニング。"ベロ押し"は舌背で上顎の硬口蓋部を押す運動で、とくに茎突舌骨筋などの深部筋肉を効果的に鍛えることができる

"ベロ出し"トレーニング

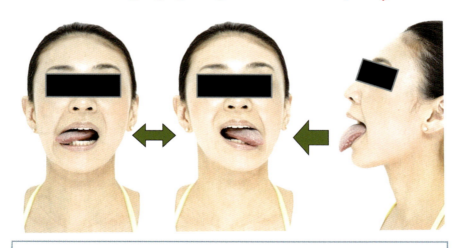

図❸ "ベロ出し"トレーニング。"ベロ出し"は迷走神経を刺激し、自律神経の調和を図ってさまざまな内臓の緊張を和らげる効果がある

のトレーニング（舌トレ）"が有効です[1]。

"舌トレ"は顔や頭部、頸部にある表面の筋肉だけでなく、インナーマッスルも鍛えてバランスを整え、顎口腔機能の改善、顔の歪みやむくみの解消のほか、血液やリンパの流れ、脳脊髄液の循環、唾液分泌も改善させ、自律神経を整え、免疫力を高め、パロチンなどの若返りホルモンによる効果も期待されます。

舌トレの方法と要点

舌トレは、①ベロ回し（図❶）、②ベロ押し（図❷）、③ベロ出し（図❸）の3つで構

chapter 17 舌のトレーニング

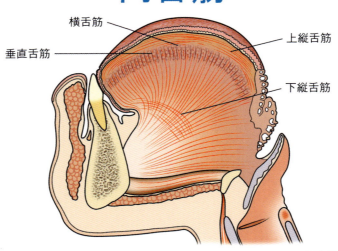

図❹　内舌筋。起始と停止がいずれも舌内にあり、舌の形を定める筋である。上縦舌筋、下縦舌筋、垂直舌筋、横舌筋の4筋で構成される

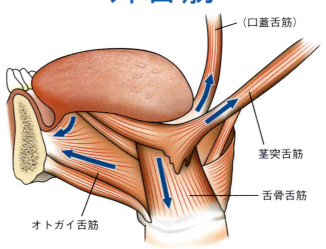

図❺　外舌筋。起始が舌の外に、停止が舌内にあり、舌の位置を定める筋である。オトガイ舌筋、舌骨舌筋、茎突舌筋の3筋で構成される。口蓋舌筋も外舌筋と同様の機能を発揮する

成され、口腔周囲と顔面、頸部の計70種の筋のリハビリが行えます。姿勢よく背すじを伸ばし、顔を少し上に向け、目を大きく見開いた状態で行うと効果的です。

1．ベロ回し（図❶）

"舌回し"は舌トレの基本となるトレーニングで、内舌筋（図❹）や外舌筋（図❺）をはじめ、舌骨上・下筋群、咀嚼筋、さらに口輪筋をはじめとする表情筋などが、まんべんなく鍛えられます。口唇をしっかり閉じ、舌で上下顎歯列の外側を歯茎に沿ってなるべく大きく回します。2秒に1回のペースで、右回

174　17▶舌のトレーニング

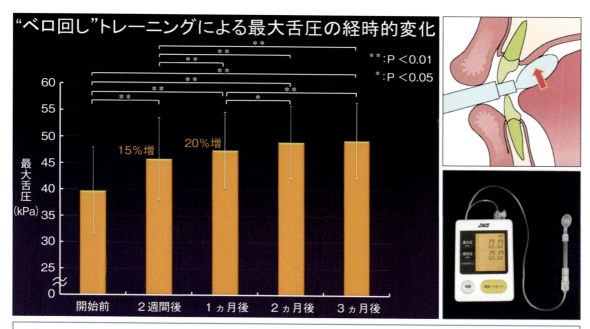

図❻ "ベロ回し"トレーニングを行うと、最大舌圧は2週間後から3ヵ月後まで優位に増加した

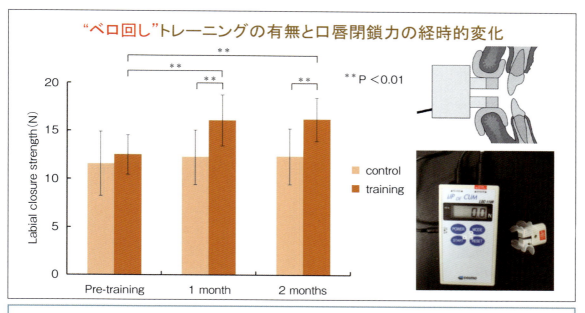

図❼ "ベロ回し"トレーニングを行うと、口唇閉鎖力が経時的に優位に増大する

りと左回りにそれぞれ最初は20回を2クール行うのが目安です。朝、昼、晩の食後と就寝前の4度行うと効果的です。最初は無理をしないで、きつかったら5〜10回でもよいです。とにかく続けることが肝腎で、慣れてきたら30回ずつを目標にしてください。

2. ベロ押し（図❷）

"ベロ押し"は舌背で上顎の硬口蓋部を押す運動で、内舌筋、外舌筋、舌骨上筋群、咀嚼筋などを活性化しますが、とくに茎突舌骨筋など日常さほど使われない深部筋（インナーマッスル）を効果的に鍛えることができます。

Chapter 17 舌のトレーニング

"舌のトレーニング"で期待される効果

1. 内舌筋と外舌筋の筋力アップで咀嚼能力の向上
2. 表情筋の活性化で、口角の上がったきれいな笑顔になる
3. 表情筋が引き締まり、ほうれい線が目立たなくなる
4. 舌骨上筋群が引き締まり、二重あごの改善
5. リンパの流れをよくして、顔のシワやシミを予防
6. 唾液の分泌を促進し、EGFやNGFなどの成長ホルモンにより美肌効果と若返りが期待される
7. 筋のバランスを整え、咬合のズレや顔の歪みを予防
8. 口や舌の筋が鍛えられ、円滑にしゃべられるようになる
9. 口唇閉鎖の筋が鍛えられ、口呼吸の改善が期待される
10. 外舌筋と舌骨上筋群が引き締まり、いびきの改善が期待される
11. 舌骨下筋群が引き締まってむせにくくなり誤嚥の改善が期待される
12. 迷走神経の刺激により、副交感神経の活性化が期待される
13. 自律神経が整い、リラックスできてよく眠れる
14. 脳の感覚野と運動野の双方へのよい刺激となる
15. オーラルフレイルの予防効果が期待される

今日から早速やってみませんか

図❽ "舌のトレーニング"で多くの効果が期待される

茎突舌骨筋が衰えると誤嚥しやすくなり、舌骨が下がって痩せているのに二重あごになったりしますが、"ベロ押し"により、これらの改善が期待できます。

3. ベロ出し（図❸）

"ベロ押し"は、舌をできるだけ前に突き出した状態で、舌を上に向けて5秒間キープし、次いで下に向けて5秒キープ、これを3回くり返します。さらに、舌を右に向けて5秒間、左に向けて5秒間キープし、これを3回くり返します。これは、舌根部や咽頭部、喉頭部の筋群を伸展させ、迷走神経を刺激しますので、自律神経の調和を図ることとなり、さまざまな内臓の緊張を和らげる効果があります（図❿）。

"舌トレ"の効果はどのくらいで認められるか

"舌トレ"を毎日続けると、2週間で統計学的に優位な舌圧と口唇閉鎖力を増強する効果が認められるようになり（図❻）、3ヵ月後まで増大し続けて安定化します（図❼）。舌圧は咀嚼、嚥下、発音、味覚などの機能向上に、口唇閉鎖力は口呼吸を正常な鼻呼吸へ改善するうえで有効です。

"舌トレ"により期待される効果（図❽）

1. 咀嚼能力の向上（図❾）

"舌トレ"によって70種の筋のリハビリが行えますので、顎口腔系の咀嚼や嚥下、発音

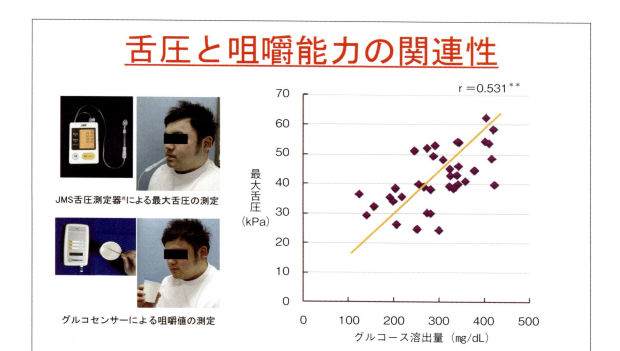

図❾　最大舌圧と咀嚼能力には相関関係が認められた

などの機能が向上します。

2．二重あごの改善

"舌トレ"で舌骨上筋群が鍛えられ、垂れ下がった舌骨が引き上げられることによる二重あごの改善、さらに顔や首周りの筋肉がしっかりと働いてリンパの流れがよくなることでもむくみによる二重あごの改善が期待できます。

"舌トレ"は、口腔周囲の58種の筋のほか、後頭部と側頸部の筋肉も含めた計70種の筋を働かせます。そこにはリンパ管が豊富に分布しており、200個以上の多くのリンパ節に繋がっていますので、"舌トレ"にはリンパの流れをよくする効果があり、顔や首のむくみや二重あごを改善しますし、免疫力の維持向上にも有効です。

3．顔のシワやシミの予防

"舌トレ"は、後述の「6．唾液の分泌促進」とchapter18「唾液の機能」で示すように、唾液中に含まれる若返りホルモンの分泌量増加による効果のほか、顔や首の血液やリンパの流れもよくなり、老廃物が滞ることなく流され、顔のシワやシミの予防効果が期待されます。

4．鼻唇溝（ほうれい線）が目立たなくなる

たるんでいた表情筋が"舌トレ"により引き締まり、垂れ下がっていた外頬部が引き上げられ、鼻唇溝（ほうれい線）が目立たなくなります。これには表情筋のうち、大頬骨筋、小頬骨筋、笑筋、頬筋が主に関与し、上唇挙筋、上唇鼻翼挙筋、口角挙筋、口輪筋も関与します（図❿）。

5．素敵な笑顔になり、目まで大きくなる

"舌トレ"により表情筋をバランスよく使えるようになり、きれいに両側の口角が上がったスマイルラインによる素敵な笑顔になります。また、噛み合わせのズレにより下顎が偏位すると、偏位した方向に頭位が傾斜します。そして、偏位側の顔半分の表情筋はたるんできて、眼輪筋など目の周りの筋肉もたるんで目が小さくなってきます。"舌トレ"には、噛み合わせのズレから生じてくるこれらの現

chapter 17 舌のトレーニング

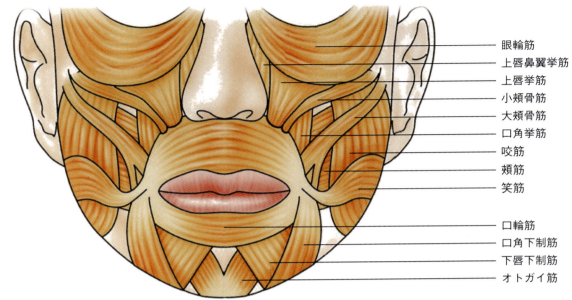

図❿　表情筋。"舌トレ"により表情筋を活性化し、まんべんなく鍛えることができる

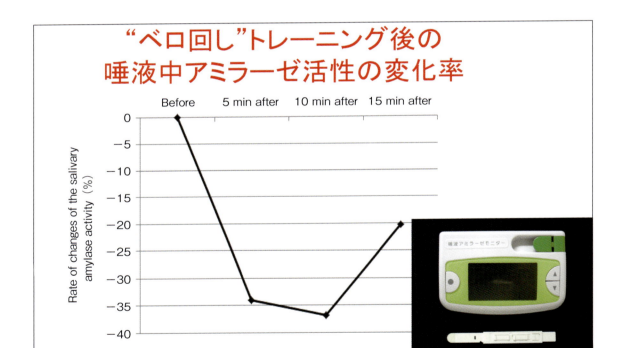

図⓫　"ベロ回し"トレーニングを施行すると、10分後まで唾液中アミラーゼ活性は減少、副交感神経の活性化によりストレスが軽減していることが推察される

象を予防する効果が期待されます。

6．唾液の分泌促進

"舌トレ"を行うと、3大唾液腺を取り囲む筋が働いて刺激を加えるため、極めて効果的に唾液分泌量を増やすことができます。また、"舌トレ"は口唇や頬粘膜にたくさん存在する小唾液腺も刺激しますので、小唾液腺からの唾液分泌量まで増やすことができます。通常、

健常者では唾液が1日1〜1.5L分泌していますが、加齢とともに分泌量は減少していき、後述（chapter18）の唾液の機能が低下します。毎日"舌トレ"を行っていれば、筋力、咀嚼力、唾液腺の機能低下も予防できます。

7. 「いびき」の改善が期待される

いびきや睡眠時無呼吸症候群は、睡眠中に舌根が後方へ沈下して咽頭後壁と接触したり、喉頭蓋が圧迫されることにより、気道が狭まることが1つの大きな誘因となって起きます。"舌トレ"は、舌を前上方へ牽引する舌骨上筋群や外舌筋を鍛えることができ、いびきや睡眠時無呼吸症候群の症状を軽減させる効果が期待されます。

8. 円滑にしゃべられるようになる

家族や親しい友人と小さな声で話すときには、舌の形を定める内舌筋と舌の位置を定める外舌筋を強く緊張させる必要はありません。しかし、比較的大きな声で歯切れよくみんなの前で話すときは、口から息を勢いよく出しながら声を出すため、内舌筋と外舌筋を強く緊張させて舌の形と位置を保持し、息の強さに抵抗する必要があります。噛み合わせが悪いなどの理由でこれらの筋肉のこり（過緊張）によりバランスが悪くなると、舌を巧みにコントロールできなくなります。

"舌トレ"を行うことにより、筋肉のこりを和らげてバランスを整えるとともに、筋肉を鍛えることができますので、舌がもつれず円滑にしゃべられるようになります。これに加えて"舌トレ"は、前頸部の筋群も鍛えることができるので、声楽家が演奏したりカラオケで歌う場合にも甲状軟骨や声帯のコントロールを行いやすくなり、のびのびと澄んだ声が出せるようになります。

9. 誤嚥の改善が期待され、むせにくくなる

嚥下の際には、喉頭蓋が喉頭口を封鎖することにより、気管へ食品が迷入する誤嚥を防止しています。そのためには舌骨の下方に付着する胸骨甲状筋と甲状舌骨筋の2つが甲状軟骨をタイミングよく上下へ移動させる必要があります。噛み合わせが悪いと、これらの筋肉が普段から緊張していて十分に働かず、食事中にときどき誤嚥が起きてむせます。噛み合わせを治して"舌トレ"を行うと、これらの筋肉のこりが取れて誤嚥しにくくなりますので、オーラルフレイルの予防効果が期待されます。

また、あまりよく噛まずに食事をしていると、咀嚼筋ばかりでなくこの胸骨甲状筋と甲状舌骨筋も弱ってきて、やはり甲状軟骨をタイミングよく上下動できず、食事中にときどき誤嚥が起きてむせます。"舌トレ"を行うと、胸骨甲状筋と甲状舌骨筋を積極的に鍛えることができ、誤嚥しにくくなります。また、唾液の分泌も促進されるので、これも円滑な嚥下を助けて誤嚥が起きにくくなります。

10. 迷走神経を刺激して自律神経を整える

"ベロ回し"と"ベロ出し"を行うと、舌筋や舌骨下筋群、咽頭部筋群、喉頭部筋群が働き、迷走神経を刺激します。迷走神経は12対ある脳神経のうちの10番目で、頭部から下降して腹部周辺にまで伸びている唯一の脳神経で、さまざまな内臓の働きを支配する副交感性（心身を安静にする）の働きがあります（図⓫）。

現代人は、ストレス過多の影響で交感神経が優位になっていることが多いので、"舌トレ"により副交感性の働きをする迷走神経を刺激すれば、自律神経のバランスが整い、心臓、肺、肝臓、腎臓、膀胱、胃、小腸、大腸が正常に働くようになり、心身ともに安定して健康寿命の延伸に繋がります（図⓬）。

12. 咬合のズレを予防

"舌トレ"を毎日三度の食事ののちに行えば、片噛みによる咀嚼筋と舌骨上・下筋群、口唇や頬の筋肉の歪みを改善し、咬合のズレを予防する効果があります。もちろん、片噛みの癖を自覚して改善し、左右両側でバランスよく摂食する習慣を身につけることが重要

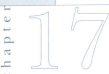

舌のトレーニング

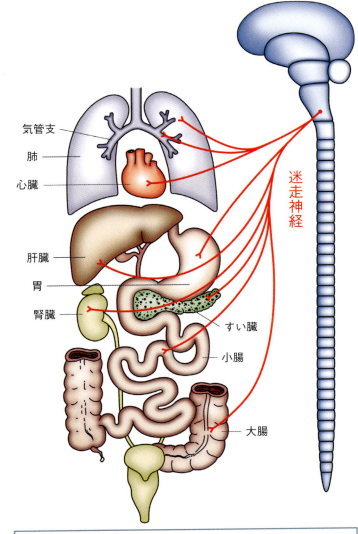

図⓬ "舌トレ"により迷走神経(副交感神経)を刺激して自律神経を整える

なことは、言うまでもありません。

13. 顔の歪みを予防

"舌トレ"は、顔やのどにある表面の筋肉だけでなく、インナーマッスルを鍛えてバランスを整えるため、顔のゆがみやむくみが改善します。咬合のズレからくる顔の歪みも予防する効果があります。毎日行えば、顔の歪みが改善して人相がよくなり、表情も美しく魅力的に見えるようになることが期待されます。

14. 首や肩のこり、脊椎彎曲症を予防

咬合のズレからくる肩甲舌骨筋、胸鎖乳突筋、頭板状筋、肩甲挙筋などの過緊張を、"舌トレ"は軽減して首や肩のこりを予防する効果があります。さらに、全身のストレッチやトレーニングを合わせて行うことにより、頸椎のズレ（サブラクセーション）や脊柱側彎を予防する効果も期待されます。

15. 頭痛を予防

"舌トレ"には、咬合のズレにより生じる後頭部筋群の過緊張に由来する緊張型頭痛を軽減する効果が期待されます。後頭部筋群の過緊張に由来する椎骨動脈の圧迫、後頭神経の圧迫を改善することによる頭痛軽減効果も期待されます。

16. 脳機能の活性化と全身の健康

"舌トレ"は、舌をはじめ口腔周囲筋70種

ペンフィールドの脳マップ

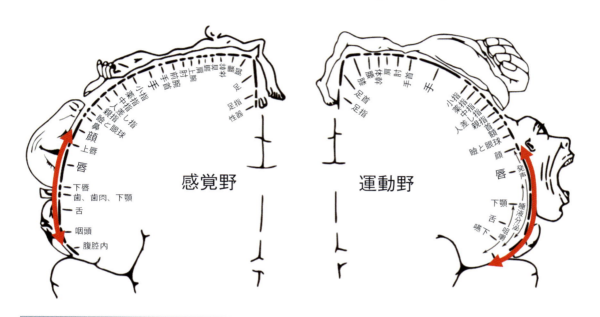

図⓭　ペンフィールドの脳マップ。「舌トレ」は口周りのリハビリだけでなく、脳の感覚野と運動野のいずれも刺激し、脳の活性化が期待される

を働かせ、脳の感覚野と運動野を活性化することがファンクショナルMRIで確認されています（図⓭）。したがって、この脳機能の活性化により脳の老化を予防することは、ポジティブな精神レベルの維持増進に有効だと考えられます。

また、上記のように"舌トレ"で口と顔、頭、首周囲の筋肉のバランスを整えることは、咬合と下顎位のズレや顔の歪みを予防するばかりでなく、筋膜連鎖によって全身の身体バランスを整える効果が期待されます。脳の活性化によるポジティブな精神と整った身体バランスは、オーラルフレイルを効果的に予防し健康寿命の延伸に繋がると考えられます。

【参考文献】
1）井出吉信，小出 馨（編）：チェアサイドで行う顎機能検査のための基本機能解剖．医歯薬出版，東京，2023.
2）小出 馨，水橋 史：咬合・顎関節を守る～口の周囲の筋トレも含めて～．特集 スポーツにおける歯科の重要性～スポーツ歯学の現場からの提言～，歯科医療2018特集，第一歯科出版，44-58，2018.
3）小出 馨（編）：デザイニングコンプリートデンチャー．医歯薬出版，東京，2019.
4）蘇川博：世界を大きく変える東洋・西洋医学の統合医療と最新医学情報．平成21年度第19回日本全身咬合学会学術大会抄録集，日本全身咬合学会，2009
5）Arakawa I, Koide K, Takahashi M, Mizuhashi F.：Effect of the tongue rotation exercise training on the oral functions in normal adults – Part 1 investigation of tongue pressure and labial closure strength. Journal of Oral Rehabilitation；2015；42（6）：407-413. doi：10.1111/joor.12271.
6）小出 馨，小出晴子：ベロ回し体操．東京書店，東京，2012.
7）小出 馨：舌を回して若返る．日本文芸社，東京，2014.

小出 馨　荒川いつか　水橋 史　小出晴子
小出真理子　小出 耀

唾液の役割とアンチエイジング

chapter 18 唾液の効能

前章で示した"舌トレ"は、3大唾液腺を取り囲む筋肉が働いて刺激を加えるため、極めて効果的に唾液分泌量を増やすことができます。また、"舌トレ"は口唇や頬粘膜に多く存在する小唾液腺も刺激しますので、小唾液腺からの唾液分泌量まで増やすことができます。

通常、健常者では唾液が1日1〜1.5 L分泌していますが、加齢とともに分泌量は減少していきます。毎日"舌トレ"を行っていれば、筋力、咀嚼力、唾液腺の機能低下も予防できると考えられます。

本章では、唾液の果たす基本的役割と耳下腺唾液の内分泌作用によるアンチエイジングについて示します。これらのことは、高齢者や患者さんに限らず、若年者や一般の国民に周知することが、超高齢社会で健康長寿を享受するうえで大切です。

唾液の果たす基本的役割

唾液は以下に示す多くの基本的役割を果たしています。

1．ガンの予防

唾液は、肉体の老化やガンをはじめとするさまざまな疾病の誘因であるフリーラジカルを分解して除去するフリーラジカルスカベンジャーとしての役割を果たしています。食品添加物やタバコのヤニなどの発ガン物質の毒素を軽減させる働きもあります。

2．細菌感染からの生体防御機能

唾液に含まれる酵素リゾチームには、外から侵入してくる細菌などに対する抗菌作用があり、細菌感染による疾病を予防する働きがあります。

3．消化を助ける

唾液には、消化酵素であるα–アミラーゼが含まれていて、糖質を分解して体内に吸収しやすい状態にする働きがあります。

4．粘膜の保護

唾液に含まれるムチンには、口腔粘膜や胃腸、食道の粘膜を被覆して外的刺激から守る作用があります。

5．再石灰化でむし歯予防

酸によって歯のカルシウムやミネラルが溶け出しても、唾液による再石灰化でむし歯を予防しています。唾液に含まれるスタテリンには、歯の表面のハイドロキシアパタイトと結びつき、歯のエナメル質を修復する作用があります。

6．口腔内の緩衝作用

唾液中の重炭酸塩が、口腔内のpHを弱アルカリ性に保っています。食後は口腔内が酸性に傾き、その状態が長時間続くとむし歯、歯肉炎、歯周病になりますが、唾液の緩衝作用により酸を中和して弱アルカリ性に戻すことで、これらの疾患を予防しています。

7．味覚を感じる

固形や乾燥食品では、食品に含まれる味物質が唾液に溶け込むことによりはじめて、舌の味覚受容器の味蕾を刺激して味を感じられるようになります。

8．潤滑効果

口腔内の歯や粘膜を唾液が潤すことにより、咀嚼、嚥下、発音（会話）が円滑に行え

るようになっています。

9. 食物を飲み込みやすくする

咀嚼により食物を唾液と混和することで食塊を形成し、円滑に飲み込めるようになります。

10. 口腔内の自浄作用

唾液は常時口腔内を洗い流す作用をしています。歯にプラークがつきにくくなり、カリエスや歯肉炎、口臭を予防しています。

耳下腺唾液の内分泌作用とアンチエイジング

唾液は基本的に唾液腺で造られて唾液管を通って運ばれ、口腔粘膜の開口部から口腔内へ外分泌されます。ところが、3大唾液腺のうち耳下腺は外分泌作用だけでなく、特殊な内分泌作用があります。つまり、耳下腺で作られた唾液は口腔内に外分泌されますが、一部は導管から血液中に取り込まれ内分泌されます。

その際に、唾液に含まれる美肌成分であるEGF（上皮成長因子）やNGF（神経成長因子）などの成長ホルモンが体に吸収されて全身へ行きわたるので、唾液が十分に分泌されることは美肌のために欠かせません。"舌トレ"は、唾液腺の周囲の筋を積極的に働かせることにより唾液の分泌量を増大させますので、美肌効果がおおいに期待されます。

EGF（上皮成長因子）やNGF（神経成長因子）などの成長ホルモン

唾液に含まれるEGF（上皮成長因子）は、上皮細胞の新陳代謝を促すホルモンです。体の表面を覆う細胞を上皮細胞といい、胃や腸などの内臓、口腔内の粘膜、血管の内皮細胞もこれに含まれます。歯や髪の毛も上皮細胞が変化したもので、EGFは全身の細胞を新しくする働きがあります。肌の新陳代謝を高め、肌荒れやニキビといった肌トラブルの改善におおいに貢献して美肌作りに役立ちます。

一方、同じく唾液に含まれるNGF（神経成長因子）は、神経の増殖を促す成長ホルモンで、加齢とともに破壊されていく神経繊維を修復する働きがあります。

ベロ回し体操や十分な食品咀嚼により唾液の分泌を促すと、EGFとNGFの成長ホルモンが全身に行きわたり、細胞の新生や神経の増殖を促進しますので、自然治癒力を向上させ体を若々しく保ちます。

これらのことから人生100年時代に向けて、"舌トレ"で加齢とともに減少する唾液の分泌を促すことは、健康寿命延伸に有効で、さらにEGFやNGFが増加し、美肌効果や歯、骨、爪、髪、粘膜、皮膚などの若返り効果も期待できます。

【参考文献】
1）小出 馨, 小出晴子：ベロ回し体操. 東京書店, 東京, 2012.
2）小出 馨：舌を回して若返る. 日本文芸社, 東京, 2014.

小出 馨　小出晴子　水橋 史　小出真理子
小出未来

【新版】小出 馨 の臨床が楽しくなる咬合治療
索引

■あ

アーリークリック	32
圧痛	14,16,17,19,21,22,23,28, 29,31,32,146,148,155
圧痛の要因	14
圧痛検査の5段階評価	29
圧痛検査の評価基準	17,23,29
アプライアンス	146-159
安静空隙	46,49-51,150,151
アンテリアガイダンス	68-76,112,124,148
アンテリアジグ	51,52
アンテリアバンド（前方肥厚部）	24,25,34,39
イヤーボウ	115
インターメディエイトバンド（中央狭窄部）	
	24,25,39,41
インプラント治療	96-107
エミネンスクリック	41,42
エングラム（Engram）	15,22,23
円板後部組織（レトロディスカルティシュ）	
	26,34-36,39,73,83,85,130-132, 135,137,138,143,144,145,152,153
円板後部組織二層部	26
円板前方停止線維上葉	25-27
円板前方転位と上関節腔の癒着	40
オーバーローテーション	42
オクルーザルプレーンアナライザー	61,116,117

■か

加圧吸引式成型	147
開口訓練	143-145
外舌筋	146,167,170,174-179
外側関節下結節	25,28,45
外側極	25,39
外側靱帯（側頭下顎靱帯）	15,16,24,25,27, 28,32,33,36,55,73,77,79,80,82,137
外側翼突筋下頭	25,27,34
外側翼突筋上頭	25,27,35,43,130, 138,139,141-143
解剖学的30度人工歯	90

下顎安静位	46,48,49
下顎安静位の安定性	46
下顎位偏位の誘因	171
下顎運動の再現機能	120-124
下顎前方整位型スプリント（アンテリアリポジショニング・アプライアンス）	146
下関節腔	24,25,27,136
顎関節円板	24-28,34,35
顎関節円板外側停止線維	24-27,41
顎関節円板外側転位	44,45,130,137
顎関節円板後方二層部静脈叢（AV シャンテ）	
	25-27,68,69
顎関節円板内側転位	25,44,45
顎関節触診チャート	33
顎関節の構成	24-27
顎関節の触診	19,24-33
顎関節の触診4種	28,29
顎関節用聴診器（ステレオステソスコープ）	
	32,33
顎口腔系の構成	6,7,13,24,46,50,68,70,72, 76,79,80,146,150,160,176
顎二腹筋	8,9,14,15,17,18-21,23,150,154,155
顆頭安定位	23,46,51-53
関節円板外側停止線維	24,25,27,41
関節円板前方停止線維	25,34,146
関節円板内側停止線維	24,25,41,146
関節軟骨	25
関節包	24,25,27,35,146
関節包後壁	25,27,35
カンペル平面	114
顔貌への影響	8,9
機能的下唇閉鎖路	68
吸引式成型法	147,150,160,161
臼歯の形態的連続性	58-67
急性非復位性顎関節円板前方転位（クローズドロック）	
	26,30,32,36
頬筋	9,22,54,177,178
頬側外形隆線（FCR）	59,64
筋と顎関節への影響	7

筋の触診	14-23
グループファンクション	56,70, 72,76,
	152,153,164
クレピタス（クレピテーション）	28,33,36,39
クロージャーストップ	58,150
クローズドロック（急性非復位性顎関節円板前方	
転位）	26,30,32,36
クワトロブレード	91-94
犬歯誘導	70-73,76,79,81,88,
	123,127,152,164
コーカソイド	22,55,91
咬合器に求められる3大機能	118-127
咬合高径の決定	49
咬合採得	46-48,55
咬合紙	54,55,83
咬合低位	8,9,11,14,15,23,39,
	148,149,155,156
咬合平面の位置と彎曲度	60,61,116,117
口唇閉鎖力	175,176
咬頭干渉	14-16,21-23,58,60,63,66,71,73,
	76-84,116,117,122,127,128,137,146
後方臼歯部咬合低位の改善要素	155-158
後方転位のマニピュレーション	137-143
後方肥厚部（ポステリアバンド）	24,25,35,41
後方へのブレーシングイコライザー	14,16,70,
	71,73,74,81,82,124,125,126,127,151,152
鼓形空隙	56,57,59,62
ゴシックアーチ・トレーサー	51,52,101,110

■さ

サージカルガイド	96-101,107
作業側側方顆路	112,118,122-124,
	126,127,129,152
作業側側方顆路角調節機構	124-127,129
サブラクセーション	180
サム・オン・チン（拇指誘導法）	55
耳下腺唾液	182,183
歯頸側豊隆（マージナルカウンタリングクレスト）	
	59,64

矢状顆路傾斜度	70,71,110,111,114,120-124
自然頭位	46,49,55,113,114,152,154
自由域	68-71
上関節腔	25,27,29,30,32,33,40,41,137
上唇赤唇部の面積	49,50
上皮成長因子（EGF）	183
ショックアブソーバー	27,68
神経成長因子（NGF）	183
人工歯の削合	94,95
診断用ステント	96-99,107
水平的顎位の決定	46,51
スタックディスク	40,41,130
スタビライゼーション型スプリント（リラキゼー	
ション・アプライアンス）	146-152
スクエア	90-92
スプリント	6,8,11-13,146-159,164
スプリントベース部の製作	146,147
スポーツマウスガード	160-165
スポーツマウスガードの咬合接触関係	162
スライドマチック機構	115
スリーフィンガー・テクニック	55
正常顎関節	30-37
舌圧	175-177
舌のトレーニング	172-181
前歯歯冠形態	91
全身姿勢への影響	8-13,46-49,55
セントリックストップ	86,150,151
前方ガイド	68-72,112,124
前方転位のマニピュレーション	36,43,130-137
前方肥厚部（アンテリアバンド）	24,25,34,39
前方へのブレーシングイコライザー	16,73,74,
	76,125,126
早期接触	14,15,20-23,52,55,94,108,110,111,
	120,146,150,154,155,166,167,170
双指法	17
側頭下顎靱帯（外側靱帯）	15,16,24,25,27,
	28,32,33,36,55,73,77,79,80,82,137
側頭骨下顎窩	24-27,34,51,73,139,155,156
側頭骨関節結節	7,24-27,30,31,35,36,

39,46,73,146,155

側方運動時の臼歯接触　　　　76-85

■た

体位が下顎位へ及ぼす影響　8-13,46-49,54-55,
137,166-171

唾液中活性　　　　　　　178,179,182

チェックバイト法　52,101,108,110-112,
120-123,126,127

中央狭窄部（インターメディエイトバンド）
24,25,39,41

中央狭窄部の穿孔　　　24,25,39,41

中心位における上関節腔の癒着　40,41,130,
136,137

中心咬合位の再現機能　　　118-122

蝶番開閉口運動の再現機能　　　120

テーパリング　　　　　　　90-92

ティースポジショナー　　　　93,94

ディコンプレッション　138,146-150,155,156

ディスクルージョン　58,60,61,63,65,66,
68-72,76,94,99,112,116,117,127,128,152

ディプログラミング　23,148,149,155,156

適正手指圧　　　　　　　　17,18

頭位が下顎位へ及ぼす影響
8-11,21,22,46,47,52-55,154-157,166-171

頭位側方傾斜　　　　　　　　11

頭位への影響　　　　　　　　11

■な

内舌筋　　　170,174,175,177,179

内側極　　　　　　　　　　25

ノーリダクション　　　　　　32

脳への影響　　　6,13,25,160,176,180

■は

バイトフォーク　　　　　114-116

パラファンクション　15,16,72,147,148,152

バルクウィル角　　　108,109,116

非作業側（平衡側）側方顆路　122-124,127,128

非作業側（平衡側）の保護接触　　70,78,83,
85,152

非復位性顎関節円板後方転位　43,130,137,138,
139,141-143

非復位性顎関節円板前方転位　26,30,32,33,36,
38,43,130,143,152

表情筋　8,9,18,53,54,143,172,174,176-178

フェイシャルボウ　　　　　　114

フェイスボウトランスファー　　108-117

復位性顎関節円板前方転位　　　8,30-37

フランクフルト平面　　　　112-114

フルバランスド・オクルージョン　　86-90

ブレードティース　　　　　90-94

プロアーチ咬合器　　61,64,117,124

プロキシマルコンタクト　　　　59,63

平均的顆頭点（ベイロンズポイント）
19,109,114

閉口時口唇接触位　　　　　　49,50

ベロ押し　　　　　　173,175,176

ベロ回し　　　　　　　172-181

変形性顎関節症　　　　　　38,39

ペンフィールドの脳マップ　　　181

ポステリアバンド（後方肥厚部）　24,25,35,41

ボンウィル三角　　　　108,109,116

■ま

マニピュレーションテクニック　　130-143

ミドルクリック　　　　　　　32

迷走神経　　　　　　176,179,180

メカニカルストレス　7,24,51,73,74,81,122,
137,143,144,145,146,152,153,156

モノプレーン・オクルージョン　　　86

モンゴロイド　　　　　　22,55,90

■や

有床義歯の咬合　　　　　　86-91

■ら

ラクセイションクリック　31,32,35,36,41,43

リーフゲージ	55
リアルタイムナビゲーションシステム	98,99
リダクションクリック	30,32,35,36,41,43,
	130-132,137,138
リップサポート	49,68,69
リンガライズド・オクルージョン	86-95,101
隣接面コンタクト	56,63
レイトクリック	32
レトロディスカルティシュ（円板後部組織）	
	26,34-36,39,73,83,85,130-132,
	135,137,138,143,144,145,152,153

■数字・欧文

4歯連結臼歯	91-93
abbc コンタクト	65-67
abc コンタクト	65,66
bilateral manipuration technique	52,53
compression	15,131,138,148,156,
Connective Band	106,107
cusp to fossa	56-58,65,67
cusp to ridge	56,57
D type Tooth Guidance（D型ガイド）	73,126
Dawson テクニック	51,52
e-Ha（クワトロブレード）	91-94
E ライン	91
EVA シート	160
Laser-lok Microchannels Implant System	
	104-107
Lateral Protrusive Tooth Guidance	
	16,73,125,126
Lateral Retrusive Tooth Guidance	
	16,73,74, 125,126
M type Tooth Guidance（M型ガイド）	
	16,70,73,81,125,126
OAM システム	102,103

■ 監修者プロフィール

小出 馨（こいで かおる）

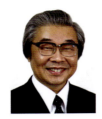

日本歯科大学 名誉教授

【略歴】

1979年	日本歯科大学新潟歯学部卒業
1983年	日本歯科大学大学院修了（歯学博士）
1984年	日本歯科大学新潟歯学部歯科補綴学教室第1講座講師
1988年	トロント大学歯学部補綴学教室 客員教授（2006年まで）
1989年	日本歯科大学新潟歯学部歯科補綴学教室第1講座 助教授
1998年	日本歯科大学新潟生命歯学部歯科補綴学教室第1講座主任教授
	日本歯科大学大学院新潟生命歯学研究科機能性咬合治療学 主任教授
1999年	日本歯科大学新潟歯学部附属病院顎関節外来統括責任者併任（2003年まで）
2001年	日本歯科大学新潟歯学部附属病院技工科長併任（2003年まで）
	日本歯科大学新潟歯学部附属病院技工研修科長併任（2003年まで）
	日本歯科大学新潟歯学部附属病院顎機能検査室長併任（2003年まで）
	日本歯科大学新潟歯学部附属病院言語治療室長併任（2003年まで）
2022年	日本歯科大学名誉教授

【新版】小出 馨 の臨床が楽しくなる咬合治療

発行日	2019年3月1日　第1版第1刷
	2021年4月27日　第1版第2刷
	2025年4月22日　第2版第1刷
監　修	小出 馨
発行人	濱野 優
発行所	株式会社デンタルダイヤモンド社
	〒113-0033 東京都文京区本郷2-27-17　ICNビル3階
	TEL 03-6801-5810(代)　FAX 03-6801-5009
	https://www.dental-diamond.co.jp
	振替口座 = 00160-3-10768
印刷所	共立印刷株式会社

ⓒ Kaoru KOIDE, 2025

落丁、乱丁本はお取り替えいたします

● 本書の複製権・翻訳権・上映権・譲渡権・公衆送信権（送信可能化権を含む）は㈱デンタルダイヤモンド社が保有します。
● JCOPY 〈(社)出版者著作権管理機構 委託出版物〉
本書の無断複写は著作権法上での例外を除き禁じられています。複写される場合は、そのつど事前に(社)出版者著作権管理機構（TEL：03-5244-5088、FAX：03-5244-5089、e-mail：info@jcopy.or.jp）の許諾を得てください。